心と身体といのちのこと

神田橋條治
白柳直子

はじめに

本書は、二〇一七年に木星舎より出版された『いのちはモビール』（以下、前著とする）の全面改稿版です。その元になった対談は、精神科医の神田橋條治先生と整体師である私・白柳直子とが、二〇一六年七月～一〇月の各月一回、さらに同年一二月に全体の補足として一回、鹿児島空港内のレストランで、編集者等は交えず二人でおこないました。対談の趣旨は、精神科と整体の技術的な共通点や相違点を手掛かりにして、そしてまた自身の得た発見・納得をもとにして、〈心を立て直す〉〈身体を立て直す〉作業について考えようというものでした。したがって本書は具体的な技術の詳細を紹介するものではありません。神田橋先生の診断・治療の技術的な詳細については、代表作であるコツ三部作（『精神科診断面接のコツ』『精神療法面接のコツ』『精神科養生のコツ』（のち『心身養生のコツ』として改訂））や、インタビュー形式の症例報告集『神田橋條治の精神科診察室』などを、私の整体については、絶版ですが『身体のトラウマ』を図書館でお探しいただくか、のぞみ整体院のホームページをご覧いただくのが簡単かと思います。

二〇一六年当時、本対談をほとんど逐語で起こした原稿が出来上がるたびに、私は大学時代の恩師である藤田正先生のところに押しかけ、助言を仰いでいました。そのときに藤田先生に言われた「プロと素人の対話やな」のお言葉は、まさに対話の素人だった私には痛烈かつ印象的で、と同時に、診断面接の現場の関係をじつに見事に表現する言葉でもあるのに気づき、感激しました。病気の当事者でありながら病気の素人でもある患者は、医者に何を説明すれば良いのかよくわからないことが多い。自覚症状だけを話すべきか、時系列で話すべきか、病気とは一見無関係な日々の生活・習慣から話すべきか。おろおろ迷いながら話すうち、内容はこんがらがって自分でも何を言っているのか・言えているのか頼りない。一方、病気のプロである医者は、そんな患者の話から要点を拾い上げ、病像をイメージし、仮説を立ててゆく——。

テープ起こし原稿を読み返すと、自分でも何を言っているのか・何を訊きたいのかがよくわからない問いかけに、神田橋先生が的確に応答してくださっているのがよくわかります。これは医者、とりわけ精神科医の姿そのままです。その鮮やかさを表現したくて、前著では実際の対話に比較的近い対話文を作りたいと思いました。

今回はそれを、〈読んでわかる記録〉に近づけることを目標に、全文、とりわけ私の発言を大幅に書き換えました。全体の構成も一部、変更しています。その結果、前著より〈読んでわかりやすい応答〉になったものと期待しています。

全文を改稿したとはいえ、前著と同じ内容の単なる出し直しではつまりません。厚かましくも私は、神田橋先生に再度お願いし、精神科医の杉山登志郎先生、高宜良先生のお二人にもご助力を仰いで、一日限りの座談会をしていただきました。開催は、二〇一九年八月四日、神田橋先生の勤務先である鹿児島県・伊敷病院の一室をお借りしました。朝から夕方まで話し通し・聞き通しで、終わる頃にはみなさん頭がふらふらになったという、充実の座談会でした。紙数の都合により抄録ではありますが、巻末に収載いたしました。

鹿児島の精神科医と大阪の整体師がなぜ出会ったかについては、本書の二章で少し話していますし、『神田橋條治の精神科診察室』でも紹介しましたが、そもそものきっかけは、神田橋先生のご著書を読んだ私が手紙を書いたことでした。その後、二〇一三年から二〇一七年頃まではほぼ毎月一回の頻度で、そして現在も数ヵ月に一度ながら、診察の見学（＝陪席）にお邪魔し、多くを教わっています。

本書を作るにあたっては、次の方々にお世話になりました。まず、本書の出し直しを快諾くださった木星舎。原稿校正を手伝ってくださった私の友人・友村さおりさん。座談会の校正は臨床心理士の石川敬子先生にも助けていただきました。『神田橋條治の精神科診察室』に続き出版を引き受けてくださったＩＡＰ出版。同社代表の関谷一雄さんには今度もまた多くの細やかなご配慮を賜りました。編集を担当くださったのは中村さんと門田さんです。装幀は、『神田橋條治の精神科診察室』と同じくｉＤの泉屋宏樹さんがしてくださいました。

対談をおこなっていた二〇一六年には、私の小学校時代の恩師である吉岡数子先生、大学時代の恩師の藤田正先生、前川真行先生に対談の構成から文章校正まで、多くの助言をちょうだいしました。記して、心よりお礼申し上げます。

座談会に、手弁当でお越しくださった杉山登志郎先生、高宜良先生には、唐突で無茶な提案に快く乗ってくださり、一緒に白熱してくださったことに、深く感謝申し上げます。

神田橋先生には、対談、座談会、本の作り直しとワガママの言い通しでした。思いついたら突っ走っている私を「やれやれ……」の雰囲気であたたかく見守り、おつきあいくださったおかげで、満足のうちに本作りが終えられそうです。

こうしてできた新たな装いの本書に、私の得た多くの学びがより濃く反映できていることを心より祈念いたします。

二〇二〇年夏

白柳 直子

目次

第一部

神田橋先生の診療技法のまとめ
一　二〇一六年七月一二日
二　二〇一六年八月九日
三　二〇一六年九月六日
四　二〇一六年一〇月四日
白柳さんのプリントに対する反応
白柳の整体について

↗擬似的再体験。過去からの自分を、自分自身で育て直す。育ち直す。
折り合えなかった環境要因を極限まで排除した状態で行う。
＝ひとりでおこなう気功。

発達障害

体質としての得意・不得意を指摘する。
周囲に、理解・協力の仕方を助言する。
発達を助けるサプリメントや身体運動を推奨する。

双極性障害

必要なときには薬を使用する。
体質的な疲労をなるべく小さくする過ごし方の助言。〈気分屋的に生きれば気分は安定する〉。

適応障害

これまでの経験にもとづいてなされる本人の工夫・対応では、現実のいまの状況に対応できない。にもかかわらず、その同じ工夫を必死に重ね、環境との齟齬が大きくなることで、神経症などの症状へとつながっていく。

→ほどくべきは、これまでの経験から本人が組み上げてきた工夫・対応のパターン。

→別方向へ動けるようにするための、新たな学習の機会をつくる。

治療の手掛りにするのは、対話の中に現われる硬直的な応答やこだわり。それを些細な言葉使いのクセや音調の変化などから察知し、そこから、その背後にある固着的な対人対応のありようを読みとる。

（P15へ）

神田橋先生の診療技法のまとめ

白柳　直子

《基本の姿勢》

人間には、身体の要素と精神の要素とがある

身体だけが、あるいは精神だけが、単独で病気になるわけではない。

心身一如。でもそれを心のほうから扱う、という姿勢。

平易な言葉で

日常会話の延長。

意図的・介入的・操作的な言葉は、それとわかる形では使われない。

穏やかな雑談みたいな雰囲気。

〈与えられたもの〉として備わる困難さについては２つの軸で理解

・愛着障害……個体—環境の間の齟齬

・発達障害・双極性障害……個体の身体（脳を含む）の体質

どちらも、個体それ自体の意思でどうにかできる種類の問題ではない。

→あなたのせいではない、あなたが悪いわけではない。

⇒いまの生きづらさに対処する方法を考えましょう、未来に向けて。

《診療技法》

愛着障害

気功的な動作を利用して、個体—環境間の緊張の鎮静化をねらう。↗

面接を重ねる中で、治療に役立つ要素は確認し、直接役立たない要素はとくに尋ねず（時間の節約！）、また役立つ要素であっても問うこと・語らせることが侵襲的であると判断した場合にはあえて問わず（フラッシュバック、トラウマへの配慮）、併せて治療者側からはそのときどきに応じて、適応の仕方における改変のヒントやあるいはもう少し具体的に言葉による誘導がおこなわれる。

診断についての治療者の見立てと、それにまつわる一般的な助言はごく早期に出される。そのどれもが平易な言葉でおこなわれる。

生活に障るほどの症状には薬を処方する。間違いを減らすために指テストなどを使用する。患者さんといっしょに薬を選ぶ雰囲気。なるべく漢方を使い、積極的に減薬をめざす。

医療は、必要なときにだけ利用するもの。安定すれば治療関係からは卒業する。また不安定になったなら、そのときにあらためて利用すればよい。

ＤＳＭ的な意味での病名分類は重視されない。もちろん、治療者自身の診断的理解にいわゆる病名が使われないはずはないだろうけれども、臨床の全体が、生活改善に重きを置いてなされるため、「何の病気だろう？」という現状把握より、「何が無理をさせているのだろう？」という、過去から現在に続く本人なりの工夫・苦労の〈不要になった部分〉を、未来のためにほどく視点が優先される。

そして対話の中で意図的に、〈典型的な応答パターンから微妙に外した応答〉を返してゆくことで、型にはまったやりとりの〈型〉に穏やかな揺さぶりをかけ、新鮮な経験を生じさせる。

→「あれ？　これまでとはまたべつの工夫が必要だぞ？」

※※一般的な雑談の感覚では、応答パターンを意図的に外す操作ができない（＝適応障害なりの適応の、応用力の広さを意味する！）――のだとすると、自然に生じる場の流れが作る対話の強制力は相当強いことになる。そこから意識的に距離をとって（いわゆる〈巻き込まれずに〉）、さらにあえて応答を微妙に外すのが、いちばんの技術かと思う。

※※

このときのやりとりは、周囲で聞いていて不自然なほど外れた応答ではない。むしろごくふつうの対話。でも本人には、深いところで外れた／外された感じが〈わかる〉。

《診療技法の組立て方》

経験にもとづく行動パターンは、本人に備わる愛着障害・発達障害・双極性障害の要素と、それを踏まえてつくられる周囲、とくに３歳までは親、それ以降は親を含む社会（学校・職場）との相互作用の中で、当人が適応しようと努力することで作られる。だから、ここには、

・当人の愛着障害・発達障害・双極性障害の有無・程度

・周囲の人物の愛着障害・発達障害・双極性障害の有無・程度

・そのそれぞれの人物との関係（親子、兄弟、友人、配偶者など）や出会った時期

といった要素が複雑に絡み合ってくる。↗

一　二〇一六年七月一二日

白柳　〈先生が診療の場でしておられること〉を、私が理解した範囲で書いてみました。その下書きを数人の精神科医と臨床心理士の先生方に見ていただいて、不備を修正してまとめたのがこれなのですが……（と、A4サイズ二枚にプリントした〈神田橋先生の診療技法のまとめ〉を出す（一一二〜一一五ページ）。なお、以下では〈まとめプリント〉とする）。

神田橋　ちょっと見せて（と、ざっと見る）。そうするとこれは、〈神田橋先生に訊く〉という世界ですね。

白柳　あ……いえ、訊くといいますか……。私が『精神分析ノート』[1]に期待したのは〈先生の治療の枠組みがわかりやすく書かれること〉でした。たとえば陪席していても、〈先生がどういう基準で何を見て、それをどう判断して、具体的な治療意図として何をしているのか〉は、わかる人とわからない人とがいるだろうなと思っていました。だから、〈私はこういう基準で診断・治療をしています〉という目安がまず示されていて、それを了解した上で陪席すれば理解・吸収できることが多くなるだろう、『分析ノート』はきっとそういう本になるのだろう、と想像していたのに、そういうことは書かれていなかった。それで、「先生はそこを明示されないから不親切だわ」とブツブツ怒っていたのです。

神田橋　八木先生との対談[2]にはそういうことが書いてありますよ。

白柳　うーん、書いておられますかねえ……？　この〈まとめプリント〉を見せて精神科医のかたに助言を仰ぐと、「神田橋先生は良い意味で、非常にオーソドックスな診方を維持されているんですよ」と言われました。気質論[3]をきっちり押さえて、愛着障害[4]・発達障害[5]は以前には

1 神田橋條治『治療のための精神分析ノート』創元社、二〇一六。
2 神田橋條治・八木剛平『対談　精神科における養生と薬物』診療新社、二〇〇二。
3 気質は、個人の示す情動反応の特徴のこと。自律神経系や内分泌系といった生理学的な反応性と関連していると考えられ、外界の刺激に対する感受性や反応の強さに関する個人差を説明する概念であるとともに、パーソナリティの基盤をなす個人の特性であると考えられている。個人の気質を論じることによって個人差を理解しようという発想は一般的に気質論といわれ、古くはギリシア時代から認められ、クレッチマーによる類型論がその代表である（引用・参照文献（以下※と記す。文献一覧は二三八ページ参照）２）。
4 愛着形成障害。早期乳幼児期に養育者との安定した愛着を形成しそこなった状態。小児期以降の心身症、行動障害の基盤となる。愛着形成障害は対人関係障害につながり、長期的な連続性と世代間伝達が認められる一方、親―乳幼児治療、再アタッチメント療法などの関係性障害の治療により改善する（※５）。
5 一九八七年に出版されたＤＳＭ―Ⅲ―Ｒに使われた用語。その中に精神遅滞、広汎性発達障害、特異的発達障害が含まれている。これらの共通特徴は認知的・言語的・運動的・社会的技能の獲得の障害であり、発達障害児は通常の環境では知的能力や言語能力、運動能力を獲得できないことを特徴としている。発達障害という用語は、知能の発達の遅れがあるものを中心に考えられたが、最近は心理的発達障害として知的能力は年齢相応にもかかわらず特定の教課学習の能力が低下しているものを学習障害としたり、落ちつきがないものを多動性障害としたり、認知能力が低下しているものを発達性失認などとして広く解釈しようとされてきている（※５）。

なかった概念ですからそこは新しい基準と言えば言えるけれども、本当にオーソドックスに精神医学のいちばん根っこを押さえている人の診方なのだと言われました。私はその点、精神医学は完全に部外者ですので、オーソドックスが何かもよくわからないまま先生の診察を拝見していて、先生のされていることを理解しました。だからこの〈まとめプリント〉はその意味でそれなりの意義がある、と、そのお医者さんには言われましたが……。これは〈先生に訊く〉という話でしょうか……?

神田橋　……やっぱりそこのところがいちばんあなたの熱が入っているところだろうから、そこを外しちゃったらここから先の会話が死ぬよね。〈陪席していて戸惑う〉とかそういうところから話さないと。

白柳　陪席の経験自体が私には初めてでしたが、先生のところに伺ってみて驚いたのは、陪席者から質問の出ないことでした。私は整体屋ですけど、仮に私が他の整体師のかたの陪席に行ったとすると、きっといろいろ疑問が湧くと思うのです。「肩こりが主訴なのに、なぜおなかに施術したの?」とか、「さっきの人の腰痛にはあそこに施術したのに、この人の腰痛では、どうしてここに施術するの?」とか。自分なりに先生のされていることを見ていて、あれ? あれ? となると思う。それが先生の陪席では、私が見ていた限りでは、ほとんど訊く人がおられませんでした。まあ、ちょっと訊くのにも遠慮するくらい先生はお忙しそうでしたから仕方ないのかもしれませんが、それでも「この人たちは何を学びに来ているのだろう?」と不思議でしたし、「何をどの程度、理解しようとしているのだろう?」と謎でした。それで私は何人かのかたに「ここには何を学びに来ているのですか?」とこっそり訊いていたのですが。

神田橋　どんなふうに言ってました?

白柳　初対面の人間がする無礼な質問ですから無難な答えを返されたかたも多かったでしょうけど、ピンと来る答えは聞けませんでした。ただそんな質問を重ねることで、〈見て、物事を吸収する〉とか〈パターン認識を通して、人がしていることをまとめる・把握する〉とか、そういう種類の学びを求めている人はあまりいないのかな、と思いました。それで、ここは発想を逆転させて、先に先生が「私の診察の基準はこうです」と説明しておいてくださったなら、「あ、これがあれか」と陪席しながら納得できる場合もあるでしょうに、それがまったくないままに延々と見ているだけなのは、パターン認識の苦手な人には殺生じゃないかと思ったのです。

神田橋　うーん、そうだなぁ(苦笑)。……ボクらは桜井図南男[6]先生の面接に惚れこんで、ずうっと陪席したり付いて廻ったりしてたんです。同じ面接を同じように陪席していても、みんな、吸収しているものが違う。みんな違うけど、でも、共通しているところがある。そういうことをボクは見ていて、その譬えで、「時間と空間を共有することだけがコツで、〈こういうことを

6　一九〇七〜一九八八。精神科医。一九三五年九州帝大卒。陸軍病院に二度応召した後、徳島医専の初代教授、徳島医大教授、徳島大教授を経て、一九七〇年九州大学を定年退官。のち、恵愛会福間病院で顧問となった。著書に『神経症とトランキライザー』『精神衰弱と医学』『不安の精神医学』『私たちの精神衛生』がある(泉孝英編『日本近現代医学人名事典 1868-2011』医学書院、二〇一二より)。

勉強しよう〉とかいう先入見のないほうが良い」と思うようになった。みんなそれぞれに、背負っている歴史があるわけでしょう。その歴史がその人の中に育てた〈その人の後ろに蓄えられている感受性〉、ボクの好きな言葉でいうと〈その陪席者のもっている器量〉、その器量に応じて、吸収できるものを吸収する、それが物足りない人は来なくなる。本人が「吸収した」と思っているものが客観的に良いものかどうかは、わからない。まあ無駄じゃなかろう、と。そういう感じでやってます。だから、「じゃあそこにいて見ときなさい」という感じ。

白柳　でもそれなら先生が私に、「あなたの技術を残しなさい」とおっしゃるのは矛盾しませんか？先生は私に、私の書いた二冊の本[7]では私の技術は再現できないと言われました。でも私からすれば、先生の書かれたご本[8]を読んで先生の技術を再現できるかというと、できないと思う。先生の技術を再現しようと精一杯真似はしてみたけれど、どうしても真似できないところが残った、その場合は、そこが〈自分の味〉になるかもしれません。でも真似する以前に、しっかり本を読んでから陪席に来たけれど、先生が何をされているのか見てもさっぱり掴めなかった人に、「勉強になったでしょう」というのは酷だと思います。

神田橋　ともかくボクは、見た技術は習得できないと自分が満足しない。これがボクの器量なんです。だから、あなたの本を読んでもそう思うわけ。

白柳　では私が先生のご本を読んで同じことを思ったら、そこに先生の説明義務はないのですか？

神田橋　ああ、あんまりないよね。

白柳　なんでですか?!

神田橋　対話がその穴を埋めるんです。だから陪席の人でも訊く人はいますから。質問する人。「先生はなぜあのときは」とか言って。でもそれは臨床を一所懸命やってる人ですね。似たようなケースで、〈え、自分ならああせんのに〉とかいうのがあるからね。そうするとボクも、「ああそれなら」と言って答えやすいでしょう。でも受け手のほうに受容体がないときに何かの情報を出すと、ほとんど誤解しか出てこない。

白柳　うーん……でもやっぱり枠組みは要りませんか？

神田橋　いやあったほうが良いよ。

白柳　そうでしょう！

神田橋　そういえば、本当の手引きを書いてよ、と言われたことがあるよ。それで『初心者への手引き』[9]を書いた。書いたけど、いま読んでみるとむつかしいなぁ、あれ。

白柳　（苦笑）私が陪席したり勉強したりして思ったのは、どういう視点で患者さんの置かれた状況を考えるか、病の現状を理解するかが大事なのだと思いました。ある人を考えるとき、個体

7白柳直子『身体のトラウマ』二〇〇九（絶版）、『身体の話』二〇一四（ともに大阪公立大学共同出版会）。

8たとえば『追補　精神科診断面接のコツ』一九九四、『精神療法面接のコツ』一九九〇、『改訂　精神科養生のコツ』二〇〇九（すべて岩崎学術出版社）など。なお、本章で述べている白柳の不満解消を目的に企画したのが『神田橋條治の精神科診察室』（ＩＡＰ出版、二〇一八）である。

9神田橋條治『対話精神療法の初心者への手引き』花クリニック神田橋研究会、二〇〇九再版。

としての当人という視点もあれば、環境という視点、時間、立ち位置としての関係性等々、その人を理解する切り口は無数にあるでしょう。たとえば先生の〈質問に答える会〉[10]やスーパーヴィジョン[11]の記録を拝読していると、先生は質問に答える際、質問者に沿って・質問者の視点を持ちこんで、答えておられます。

神田橋　うん。

白柳　記録を読んで、「この質問者は〈クライエントに寄りすぎる傾向がある人〉だから、それを見越して先生はこんな答えを返されたのだな」「これは質問者が〈大雑把な人〉だから、そこを勘案してこう答えられたのだな」というように、先生の答えの一々を二段階、三段階の深さで遡って読める人であれば、質問者への沿い方を通して、先生がされる患者への沿い方・臨床のあり方が想像・把握できるかもしれません。ですがその実際——先生ご自身が一人の臨床家として患者さんにどう対しているか、どういう仕方で診療しておられるか、その本当のところは陪席しないとわからないでしょう。

神田橋　わからんね。——だけどわかる方法はあるの。ボクがスーパーヴィジョンや〈質問に答える会〉でしている沿い方と同じようなことを、ボクは外来でもしている。来る患者・来る患者に沿うようにしているんです。でその、沿うように・沿うようにするときの基準でいちばん頼りにしているのが、〈雰囲気〉です。

白柳　雰囲気……。雰囲気というと曖昧な言葉のようですけど、でも実際は、ものすごく機械的に診ておられる部分があるでしょう？

神田橋　あるけど、最終的にその診方がうまく流れているかどうかは雰囲気で診ているね。

白柳　でも雰囲気は、ある程度数学的な情報のまとまりを瞬時に計算して把握しているものですから――

神田橋　脳がね。そうだろうとは思う。でも使われている変数が増えてくるにつれて、もう〈雰囲気〉としか言えないようになってしまうよ。

白柳　その使っている変数の代表的な要素――この変数とこの変数とこの変数を使ってますよ、みたいな部分を言ってほしい、と言っているのです。

神田橋　それは『診断面接のコツ』[12]に書いてある。

白柳　ええー……。私、違うと思いますけど……。だってあの本を読んで再現できますか？

神田橋　ボクいちばん丁寧に書いているつもりだけどなあ。『診断面接のコツ』にはバードウォッチングのことが書いてあるでしょう[13]。バードウォッチングはまず、外側から刺激を与えない状

10花クリニック神田橋研究会での勉強会や、ちば心理教育研究所での勉強会（二〇一六年に終了）などで行われる企画のひとつ。事前に集められた参加者からの質問に、当日、会場で回答していく方式をとる。記録の一部はそれぞれ『治療のこゝろ』、『ちばの集い』としてまとめられている。

11精神医学やソーシャル―ワークなどの教育で、教育者が事例に即して示唆や助言を与えながら訓練医・研修生の指導を行うこと（※1）。

12神田橋條治『追補　精神科診断面接のコツ』岩崎学術出版社、一九九四。

13バードウォッチングのたとえは八五頁にある。しかし「まずは刺激を与えずに観察する」姿勢は、同書全体に一貫して維持されている。

態で観察する。これは人間の場合でいえば、生理的なもの、顔色。そういったもののほうがデータの信頼性が高い。いちばん信頼性が薄いのは言語内容。その中ぐらいに位置するのが、筋肉活動によって表現されているもの、動作。これは何かといったらウソのつきやすさ、だよ。

白柳　ごまかしやすさ。はい。

神田橋　それで分けて、観察していく。そしてその三つの所見が調和していれば、だいたい認識として良い・信頼できるデータが採れたと考える。そんなようなことを書いている。

白柳　でもその話は、来られた患者さんを観察するための〈観察のコツ〉でしょう。

神田橋　うん。

白柳　観察の後には、その得た情報をどう捉えて、どう――良い言い方ではないですが〈操作〉〈介入〉するかという手順が出てきます。たとえば私が同じ人を観察した場合でも、身体的な部分を見たり・言葉的な部分を聞いたりすることになります。でも〈それをどう操作・介入するか〉の部分は先生と私で異なるでしょう。

神田橋　それはその通り。結局、サービス業者は、自分の手持ちのサービスが有効なような所見を探しますから。

白柳　ああ、はい、身体屋[14]は身体屋に寄った見方、ですね。

神田橋　薬物療法が中心な人は薬、とかね。それはどうしても自分が役に立つ存在でありたいから。だから、それに沿ってデータは、拾い集められる。

白柳　私が言いたいのは、その拾い集めるデータの、〈先生の技法に沿った拾い集め方〉をなぜ本にされないのですか?なのです。

神田橋　そのときにはボクが多少、多重人格なんですね。

白柳　観察しているときにですか?

神田橋　うん。あ、これは薬を使うと良い患者だな、とか、納得させることが中心になる患者だな、とか、そういうのを雰囲気でみるわけだ。そのサービス業の人格に、ボクは変わるんです。だから近頃は「ああ、これは整体をすると良さそうな人だな」というのがもうひとつの別人格として入ってきた。そうすると筋肉の動いていない部分が気になって、ああ、あそこの筋肉が動いていない、動作に参加していない筋肉があそこにあるな、というのが目につくようになる。それは、整体に関心がなかった頃には、全体の動きの滑らかさとかぎこちなさという形で、〈脳が個々の運動系をどう統御できているか〉という脳の問題として理解していた。整体ができるようになると今度は、あそこが何か動かせたらもっとうまくいくような場所がありゃせんかという視点が加わる。だから強いて言えば、いろんな治療法を自分が持っているということと、観察ということとが、――せっかく持っているものが役に立つようなふうに、せっかく薬の使い方を知っているならその薬の使い方の役に立つような観察の仕方ができるように。そういうことは書い

14ここで使われる〈身体屋〉とそれと対になる〈心屋〉あるいは〈心理屋〉の区分は白柳による。〈何らかの症状に悩む人〉を改善するための技法全体を大まかに二分して捉えるための目安で、定義的な区分ではない。症状を、身体へのはたらきかけで改善する技法（たとえば鍼灸、カイロプラクティック、整体、マッサージなど）と、心・精神へのはたらきかけで改善する技法（たとえば精神療法、心理療法など）とをゆるやかに区分する。

たらよかろうなとは思う。

白柳　……そこも書かれたら良いですけど、薬物療法中心の人が薬を使う、精神療法を使える人が精神療法を使う、という流れの前提に、〈ではその精神療法はどのようにして身につけるの？〉が要るでしょう。そこは——

神田橋　そこは……多くの場合ね、日本みたいに選択の自由の高いところでは、好みで。好きなことを。

白柳　でもそれを言われるなら私の整体も、〈身体はこうして不調になると私は考えます〉ということは本にもう書きましたから、誰かが「私はあなたの仕方が好みだから、あなたの仕方を教えてよ」と言ってきても、「その不調をどう改善するかは好みですよ」「私の仕方は残していないから伝えられません」と言うのと同じでないですか？　それは先生からご覧になると問題なのでしょう？

神田橋　ああ、そうだよなあ。——それは、もうちょっと具体例を書かんといかんよなあ。ケース報告をな。

白柳　え？　私がですか？

神田橋　うん。

白柳　いや、先生の話をしているのです。

神田橋　でも結局、ボクが自分で書いたケース報告を見ても、自分がしたこと・生じたこと・書いたことはあまりにも違いすぎるよね。だからそこから、書かれたものは（現実の）残りかすだというのがわかる。

白柳　私が自分のケース報告を書いたとしても、たぶん先生と同じ感想になります。たとえば「腰が痛いと言ってきた人に首の施術をしました。なぜかというとこの人には首のムチウチがあるからです」と書いたときに、〈なぜ首にムチウチがあると腰が痛いのか〉についての理由が書いていなければ、首にムチウチがあるから腰が、の〈から〉がつながらないでしょう。ですから大事なのは、〈首にムチウチがあったときに腰が痛くなるのはこういう理由です〉の部分だと思うのです。

神田橋　うん、そう。それが書いてないんだよ、あなたの本には。ボクのは、書いてあるよ。

白柳　……書いてないと思いますけど。先生のご本を読んでも先生の治療法は再現できない、イメージできません。それは読者側の能力不足とか未熟の問題でなくて、さっきの話でいうと、首のムチウチと腰の痛みの関係が書かれていないからだと思うのです。いろんな本のあちこちには、断片断片で書かれていますけど、体系的に書かれたものはないでしょう。

神田橋　ないねぇ。

白柳　先生の基準を数直線に譬えると、プラスに寄るところで、マイナスに寄るところで、それを三組とか五組とか、複数を組み合わせて分析するから複雑になって、最後は〈雰囲気〉としか

15『荘子　外篇　天道篇』にある寓話による。聖人の書を読む桓公に向かって、車大工の輪扁が「人の技にはことばで言い表せないコツがある」と説くもので、ことばや文字による表現の限界を強調する。古人の糟粕（糟魄）（小川環樹編『世界の名著四　老子　荘子』中央公論社、一九六八より）。

言えないけれど、ボクが見ているのは五つの基準のプラス・マイナスの組み合わせですよ、みたいな本を書いてほしいのです。そのための取っ掛かりが、この〈まとめプリント〉だったわけですけど。

神田橋　うーん、むつかしいねぇ……。やっぱり書けないんじゃないかなあ。それが〈ケースネス[16]〉という言葉の出てくる理由なんじゃないかなぁ。

白柳　ケースネスって何ですか？

神田橋　ケースネスっていうのは、臨床心理士のいう方法でね。いくつものケースを集めて、そこからこういう傾向があるというパターン認識をして、そこから何かを掴んでいくという方法の、対極にある方法です。人の生きている姿というのは一回限りで全部個性的だから、一つのケースをしっかり見ることで何かが伝わってくる、と考える。

白柳　ああ、河合隼雄[17]さんがしてらした仕方ですか？

神田橋　そうです。それは次のケースにパターンとしてそのまま使えるわけではないけれど、そのケースに触れたことで治療者の中に何かが触発されて、動いたものが何か普遍性を持っている、ということ。

白柳　でも河合さんの言われるケースネスの意味するところは、技法を伝えることにはないでしょう？　どう言ったらいいかな、もっと……

神田橋　把握感みたいなね。

白柳　はい。ある種、レベルの低い話でしょう。レベルの低いというのは悪いという意味ではなくて、それがクリアできていないと話にならない種類のことでしょう。そうでなくて、把握はできたけれど、——いや、できてないですね。それより先に、まずどの基準で把握したら良いの？という手引きがないのです。

神田橋　そうだな。うーん……把握ができれば、この生命体はどこへ向かう志向性を持っているか？という問いが出てきて、そこから方針が出てくる、ということは書いている。

白柳　いえ、それは一手順、飛ばしています。把握ができれば、その把握した情報をどう理解するかという、もう一段上の把握が必要でしょう？　顔色は見た、筋肉は見た、言葉使いの癖も聞いた、で、それが何を意味しているの？という一段上の把握——ストーリーに乗せると言っても良いかしれませんが、それには、治療者なりの統一された世界観[18]が要るでしょう。その世界観を書いてほしいのです。

16ケースネス（ケース・スタディ。事例研究）については、河合隼雄「事例研究の意義と問題点」（一九七六。『心理療法論考』所収、新曜社、一九八六）、「事例研究の大切さ」（一九九一。『カウンセリングを考える（上）』所収、創元社、一九九五）などで紹介されている。また事例集には河合隼雄編『心理療法の実際』（誠信書房、一九七七）などがある。

17一九二八〜二〇〇七。京都大学理学部数学科卒業。京都大学名誉教授、国際日本文化研究センター所長、文化庁長官を務める。文化功労者。専門は臨床心理学、心理療法、日本文化論（小此木啓吾・河合隼雄『フロイトとユング』講談社学術文庫、二〇一三より）。

18哲学用語で、世界についての統一的で全体的な理解を意味する。客観的な対象把握（世界像）にとどまらず、人の主体的な意義づけ・関係づけによって成り立つ（※1）。

神田橋　その世界観を書いてあるのが、たくさんの精神療法の学派の学祖の人たちの書いたもの[19]だよ。ボクはそれが好かんのだよな。

白柳　でもそれなら私に「技術を残して」とおっしゃるのはおかしいでしょう。

神田橋　だからもうちょっと具体的にさ。

白柳　私も同じことを先生に言ってます。

神田橋　そうかなあ。

白柳　少なくとも私は先生より丁寧な本を書いたと思いますよ！

神田橋　そうかなあ……。

白柳　私なりの世界観の基準は書きましたから。

神田橋　そうだよなあ。ドミノ倒し[20]のなあ。ボクはあれがいちばん気に入ってるんだよね。

白柳　そんなのをぜひ書いてくださいよ。

神田橋　それがね、あなたと対談をする動因なんだ。つまり身体は身体、心は心、知的障害があってこういうことができているとか、認知が悪くてこういうことになっているとか、発達障害でこのコントロールが悪くてこうなっているとか、そういうようなことでなく、それをなんとか克服していこうとする本人の努力とを咬み合わせる形で理解していく方法——。

白柳　それは身体的な見方だけでなく、両方の話として、ということですか？

神田橋　そう。それを身体と心と全部巻きこんでやっていくようにすれば、身体を扱っている人ももっと腕が上がるし、心を扱っている人ももっと腕が上がる。分野分けにおいても、〈このことは向こうのこと〉と分けてしまうことによって、どんどんどんどん技術が先鋭化すると同時に、総合体としての援助としては痩せていく。このことを嘆いている人はたくさんいるんです。だからその解決になる本にしたいんです、この本を。

白柳　――そ、そんな本になりますか……。（また冒頭の〈まとめプリント〉に戻って）これは合っていますか？　概ね？

神田橋　うん、概ねポイントを掴まえているとボクも思いますよ。もう一度、丁寧に見ますね（と読み始める）。……〈身体の要素〉〈精神の要素〉、これが仮想である、と。

白柳　要素ではない？

神田橋　要素ではない。いのちを、――生きているということを、区わけしただけ。……そして〈平易な言葉〉はできるだけこの区わけを曖昧にするもので、そうして区わけを曖昧にした言葉がいのちと繋がりやすいんです。楽である、とかね。どっちにも使えるでしょう。

白柳　気が楽、身体が楽。

神田橋　「何が楽なんですか？」はそこに区わけを作ろうとする問い掛け。楽とか好きとか、こうい

19たとえばフロイトの『ヒステリー研究』『夢判断』『日常生活に於ける精神病理』や、ユングの『変容の象徴』『タイプ論』『自我と無意識の関係』など。

20『身体のトラウマ』第一章二節を参照。骨―筋肉―骨―筋肉――…という連結を通して、筋力のバランス変化が全身に波及する状況を、ここではドミノ倒しに譬えている。

う両方に役立つような言葉をできるだけ使うほど、治療者だということです。それでできあがった話し合いは、雑談みたいな雰囲気になるはずなの。そして相手が使う考えや言葉、たとえば〈頭が痛い〉は、客観的には、頭痛のことを言っている人もいるし、心のことを含めて言っている人もいる。

白柳　借金で頭が痛い、とか。

神田橋　そうそう。で、相手がしょっちゅう使っている言葉や考えは、使えば使うほど、ボクの言葉でいえば〈アナログ化〉して、本人にとってはいのちを表わしている言葉に、言葉自体が変質していくんです。「もうやれませんわ」とかね。

白柳　口癖的なものがそういうことですか？

神田橋　そう。だから今度は、こちらはその言葉を受け入れて、その言葉の世界で話をすれば、もうちょっと言葉が広がるわけ。その人との間では広がる。それが、雑談みたいな雰囲気になる。たとえば「(有名人の)Aさんが嫌いですわ」と言う人がいたとするでしょう。そしたら、「あーAさんね、むかしから嫌い？」「むかしから虫が好きませんわ」「なるほどね」とか言っていると、その人の好き嫌いの雰囲気が「Aさん」という言葉の中に現れてくる感じがあるでしょう。

白柳　話題に出たのがAさん一人だけでもですか？

神田橋　まずは一人出てくるから、それをこちらが憶えておけば、「そういうのはAさん的だよね」とか。

白柳　相手の人は〈Aさんの目つきが嫌い〉と思いながら「Aさんが嫌い」と言っていて、先生は〈服装の趣味がAさん的だな〉と思いながら誰かのことを「Aさん的」と表現したとすると、嫌の中身がずれているでしょう。それは構いませんか？

神田橋　そのうちに――、使っているうちに合ってくるから。

白柳　ああ、相手から「いや、あれはAさん的ではないですよ」と言われたりして。

神田橋　そうすると話しやすいでしょう、Aさんの話だったら。向こうの使っている言葉だから。これが〈沿っていく〉ということです。沿っていくときは、こちらの考えが変わっていく用意がないと。

白柳　変わって良いのですか？

神田橋　変わらんと対話にならんよ。

白柳　……。ある人はAさんを〈好き〉の意味で使い、別の人は〈嫌い〉の意味で使う。では〈好き〉の意味で使う人と話すときには私も〈好き〉の意味で使うようにする、一時的に好きになる、ということですか？

神田橋　んー、まあ、好きな面を探して、な。……まあ言うても好かんな、とかはあるけど。……〈絶対的に好き〉とか〈絶対的に嫌い〉というのは作り物で、やっぱり良いなと思う面もあれば、嫌だと思う面もある。まあ今日、向こうが好きの意味で使っているならこちらも好きの意味で使っておく。そうするとどこかで、「ええ？　ああそうか、あなたは嫌いだったんだ」とか「そりゃまちごうとったな」とか言って、こちらが変わるわけです。

白柳　好きの意味で使っていると思っていたけれど、じつは嫌いだった、と気づく？

神田橋　向こうは嫌いの意味で使っていたことに、こちらが遅まきながら気がつく。「ああ、そうだったの」「そういうつもりとは知らんで悪かったね」とか言うと、通じ合った感じが濃くなるでしょう。そうすると「ちっともわかってなかった」と怒る気持ちと「ああ、今度はいくらか通じた」という気持ちと。そういうことが起こりやすいように対話することが精神療法だということが、『精神分析ノート』のいちばんの根本なのよ。

白柳　それは全然わかりませんでした（笑）。

神田橋　あとがきに書いてたでしょう、あとがきに。「両方が変化していくことがあった場合に、それを本当の対話という」と。

白柳　その書き言葉からいまの話のやわらかみは出ませんよ。

神田橋　出てこんかな。――こうも書いてたでしょう、「そういう対話は日常的に起こる。だけど最初からそれを〈起こる〉という合意の上でおこなわれているものが真の精神分析[21]的対話である。それが、パデル[22]先生が私に提供してくれた関係である」と。それに気がつくのに四十年かかった。

白柳　どこから四十年ですか？

神田橋　パデル先生と別れてから。

白柳　そうなのですか？　パデル先生に会われてすぐ変わられたのだと思っていました。

神田橋　いや、変わったけど……、真髄を、四十年かかって掴んだんだ。パデル先生にお会いしてわかったことはいっぱいあったけど、それは枝葉がわかっただけ。その枝葉を持ってずうっと治療していて、それがだんだんだんだんだん結晶化するのに四十年かかった。で、その結果どうなったかといったら、雑談風とあなたが感じるような対話療法になった。

白柳　……たとえば私がお客さんの話を聞いていていても、先生の説かれる〈患者さんを診るときの基本の診方〉が助けになる場合があるのです。「なるほど、この人にはこういう傾向がおありだから、この助言は受け入れてもらえないだろうな」というふうに、自分が相手のことを理解するときに、先生の考え方の枠組みをお借りしていたり、あるいは、私がこんなに必死に言ってるのになんでわからないんだとムカッとなっても、「ああ、こういう愛着障害があるからわかれないのだな。この人にはわからない話だから、わかれと言っても無理だな」と冷静になる余地を作れたりする。

神田橋　それをやると、わかる部分とわからん部分とに分けることになる。ああ、これはもう自分の守備範囲じゃないんだなあ、自分の守備範囲はこっちだなあ、と。だけどここにちっとばかり何かチョッカイしようかな、などと思って、素人っぽく何か工夫を入れてやると、自分の世界が広がるでしょう。

21フロイトの創始した、神経症の病因と治療法に関する理論、ならびにそれに基づく精神構造一般についての理論体系（※1）。

22 J.H.Padel　一九一三〜一九九九。英国の精神分析医。西園昌久医師の縁で、数人の日本人留学生が指導を受けた。日本精神分析学会の招きで二度来日し、特別講演を行った。

白柳　先生が整体をされるように？

神田橋　そう。だけどボクは整体を追加的にしているけれど、実際のボクの野望は、整体をして、整体がうまくいくようになったら、それをなんとか言葉でうまくやれんかな、と。言葉でやるというのは、実際に身体を触ってする作業は本人たちができるようにして、こっちは「そういうやり方があるよ」と言うだけにする。そうすると、自分の領分をはみださずして、自分の領分をはみだすことになるでしょう。

白柳　それは私でいえば、整体に来られたお客さんに「神田橋先生の本を読んだらあなたのためになるかもしれませんよ」と言ってみる、ですね。

神田橋　そう。

白柳　えーと、私がお聞きしたかったのは、〈この人の能力を伸ばすための一段上のステップを考えよう〉というときに、その一段上のステップをどの方向にするか――たとえば足し算がダメだという場合に、まずは一桁の足し算からじっくり練習しようとするか、あるいはいっそ足し算は諦めて得意な絵画を伸ばそうとするか。足し算に限らず、何かがダメ・不得意という人の可能性を伸ばそうとするときなどに、先生が使われる愛着障害・発達障害の概念は一つの指標になるでしょう。

神田橋　結局そういう〈指標〉は、知っていると知っていないとで手間が省けるというか、スピードアップするでしょう。

白柳　スピードだけですか?!　スピードだけじゃないと思いますけど……。

神田橋　足し算させてみたり絵を描かせてみたりして、やっぱりこれは根っからこの人には無理なんだなあ、って思う。発達障害なんて概念がなくても、ああ、そういう人もいるんだなあ、と理解して、発達障害なんて概念は入れないほうが、本当は良いと思う。そうじゃないかな。そういう便利なものが流行るといかんのよ。あなたが身体だけ見ておってね、これはなぜだかわからんけど、この人の身体を変化させていくのは無理だなと思って、仕方がないから他の方法でしようとしていたら、どこかの専門家が来て「この人、発達障害ですよ」と言ってきた。そこであなたは、ああなるほどねえ、そういえば何かむつかしいと思っていたわ、と納得するのが専門家としては正しい。

白柳　……そうですか?!

神田橋　うん。つまり自分の持っている技量が、どんどんどんどん広がり、こまやかになっていって、新しい概念なしでもカバーできるようになる。

白柳　私ががんばって身体に施術しているときに横から専門家が来て「発達障害ですよ」と言ってきたとする。そこで私が「なるほど」と納得するなら、納得した時点で私は整体ではお手上げだ、と認めているわけでしょう?

神田橋　「なるほど」じゃないよ。自分はこの人をむつかしいと思っていたけれど、発達障害というのは、ああいう身体の現われ方をするんだねぇ——

白柳　となるでしょう?　だからその納得のための軸を、先生に出してほしいのです。

神田橋　〈むつかしいな〉は、技術が進歩すると越えられるかもしれません、何かやり方を考えたら。

ところが発達障害という概念は、すぐ変わるのよね。

白柳　概念自体が？

神田橋　うん。

白柳　ああ、アスペルガーの区分[23]とかが、ですか。

神田橋　遺伝子の欠損症[24]とかね。コロッと変わる。コロッと変わったときには、大した進歩はないんです。進歩はないっていうか、当事者が受ける利益という意味では、あまり進歩はない。

白柳　ええと、私もいまはそちらの進歩に注目したいのではなくて……。たとえば愛着障害がある人で、ある状況で・ある言葉かけをするのがむつかしい人がいたとします。その人に対して私が「なぜあのときにああ言ってあげないの」と怒ったとします。でもそれは当人にはピンと来ていない。来ていないけれど当人は私に譲歩して、「あなたがそこまで言うのなら、そう言うよ」と動いてくれた。でも芯の部分ではピンと来ていないから、〈ちょっとだけ状況が変わって根っこは同じ状況〉のときに、その人はまた言えません。

神田橋　そうだね。

白柳　すると私は、「あのとき私は言ってあげてって言ったし、あのときはあなたも言っていたじゃないの」と怒ることになって――なんで笑ってるんですか？

神田橋　ボクはそうはならんの。

白柳　それでそのときに、「あ、そうか。この人は愛着障害があるから」となれば――

神田橋　いや、そうならんのよ。あのときはちゃんとわかってやれたのに、まったく同じようなこのときには、でけん、この人は。不思議だなあ、おもしろいなあ、ってなる。何かわけがあるぞ、ってなる。そしてここに謎が出てくるから、愉しい。

白柳　でもそれは、それが初体験のときでしょう。そのような人に先生が初めて出会われて、初めてその状況に遭遇したときには、「え、あれ？　不思議だな」となるけれど、別の場面で他の人が同じ不思議さを発現したら、「お、これは前のあの人と同じ不思議さだぞ」。それでまた別の人が同じことをしたら「あ、これは同じ不思議さだ」となるでしょう？　そうするとその三人なら三人の同じ特徴に対して、自分なりの括《くく》り、それは愛着障害という名前でなくても、こういう癖のある人、と括るわけでしょう。

神田橋　うん。

白柳　ある特徴を括るのは、その括り自体が、自分にとって目安として使えるからでしょう。

23　一九四四年、オーストリアの小児科医ハンス・アスペルガーが提唱した「性格の偏り」をもつ子ども像は、一九八一年、ローナ・ウィングにより自閉症と連続した障害とみなされ「自閉症スペクトラム」としてまとめられた。のち、二つの国際的診断基準であるＤＳＭ—Ⅳ、ＩＣＤ—10によりアスペルガー障害概念は採用され、広汎性発達障害のサブカテゴリーとして位置づけられるも、両者の概念はアスペルガーの概念ともウィングの概念とも異なり、議論を生んだ（以上、※3）。なお、ＤＳＭ—5ではアスペルガー障害は自閉スペクトラム症に一括化されている。

24　レット障害の原因遺伝子が特定されたことを受け、ＤＳＭ—5では、レット障害は独立した診断名として挙げられなくなった（『臨床家のためのＤＳＭ—5　虎の巻』森則夫ほか編著、日本評論社、二〇一四より）。

神田橋　そうです。——アスペルガー[25]さんが〈アスペルガー症候群〉[26]を見つけたのは、そうやって見つけたんです。一所懸命、一所懸命、何回も何回も教えると、ちゃんとわかってできるようになる特殊な精神薄弱児がいる。それはこういう特徴だ、と。それをアスペルガー症候群として位置づけた。それは、そういう特徴を見つけたら一所懸命教育しましょう、そうすると子どもたちが救われるぞ、という意図だった。ところが、その基準ができたら、「あ、これはアスペルガーだ」と排除するために使われるようになった。それでもう、アスペルガーさんはあの世で泣いているぞというのが、石川元[27]先生の言なの。

白柳　では先生がご自身の診断体系を公表されないのもその理由からですか?

神田橋　まだそんなにたくさんいないから。

白柳　何が?

神田橋　同じパターンの人が。

白柳　あれだけたくさんの患者さんを診てらして、まだ足りないのですか?

神田橋　いまのところは、この人は発達障害系だな、と思うでしょう。そうすると「麻の実ナッツ[28]をこの脳は喜ぶかな?」と〈検査〉[29]して、喜べばそれを処方する。ビタミンB6[30]が良いらしいというので、それも〈検査〉して、合うとなれば処方する。で、後はそれで経過をみよう、と。それでもうボクのパターンは決まったの。

白柳　そのパターンのありようを、公表はされないのですか?

25 Hans Asperger　一九〇六～一九八〇。オーストリアの小児神経科医。一九四四年に教授資格試験の論文「小児期の自閉的精神病質」を発表。だがそれに先立つ一九三八年の演説も含め、アスペルガーが、アスペルガー症候群（ドイツ語圏では一九七〇年にBosch Gが英語で命名）だけでなく、子どもの自閉症の名祖（なおや）であることは二〇〇二年まで知られていなかった。主著は『治療教育学』（一九五二）（※3）。なお四四年の論文は『自閉症と発達障害研究の進歩 2000/Vol.4』（高木隆郎、マイケル・ラター、エリック・ショプラー編、星和書店、二〇〇〇、三〇―六八頁）に収録されている。アスペルガー症候群はのちにつけられた名称で、アスペルガー本人による命名は自閉的精神病質。

26「発達障害」の一つである広汎性発達障害に分類される。二歳までに単語、三歳までに語句を用いてコミュニケーションするが自閉症同様、対人的相互反応の障害があり、目線や身振りなどの非言語的行動に乏しい。年長になると相手の興味にかまわず一方的に接し、興味の狭小や反復（こだわり）がある。一方的な思いこみや精神科治療を要するような対人的孤立、抑うつ、不安、強迫性障害などを示すことがある（※5）。

27一九四八年生まれ。児童精神科医。香川大学医学部附属病院子どもと家族・こころの診療部教授。著書に『ＡＤＨＤの臨床』『アスペルガー症候群　歴史と現場から究める』『親があっても子が育つ』など多数ある（「現代のエスプリ」五二七号、ぎょうせい、二〇一一より）。

28「ヘンプキッチン」ブランドのもの。

29本書に登場する〈検査〉は、とくに断りがない限り、筋力を使っておこなう検査の一群を指すものとする。神田橋はO―リングテストと入江フィンガー・テストを応用的に使い、白柳はＡＫの筋力テストを応用的に使っている。

30「ネイチャーメイド」ブランドのもの。統合失調症には二つ（以上）の型があるとする考え方があり、糸川昌成は〈カルボニルストレスを伴った統合失調症〉には三種類の化合物からなるビタミンＢ６の中の〈ピリドキサミン〉が有効であるとしている（『統合失調症が秘密の扉をあけるまで』星和書店、二〇一四）。一方、生活臨床（グループ）では統合失調症を〈能動型〉〈受動型〉に区分しており、神田橋は〈能動型〉を発達障害と理解する。そしてその〈能動型〉が〈カルボニルストレスを伴った統合失調症〉と同等であると考えて、ビタミンＢ６の処方を試みている。二〇八ページからの対話も参照のこと。

神田橋　それは、杉山登志郎[31]先生と対談する機会ができたら、公表しようと思う。隠し玉（笑）。だってボクは、〈神田橋処方〉[32]を公表するのに十年くらいかけたんだよ。

白柳　ふーん……ん？　先生、北海道大学の講演[33]で発表しておられませんでしたか？

神田橋　北海道の講演で言ったときはまだ出始めで、二、三年くらいの経験だった。だんだんだんだんケースが増えてきて、ちゃんと神田橋処方として言い出したのは、それから何年も経ってからです。

白柳　そうでしたか。ところで少し脱線しますけど、麻の実ナッツはおもしろいですね。

神田橋　麻の実ナッツは、ある優れた東大卒の発達障害の人が偶然に発見したの。「先生、これ食べると、私の脳が良いですよ」とその人から聞いて、ボクが他の患者さんたちに試してみたら、たしかに発達障害の人に良いようだった。それで、「ボクがこのアイデアもらうよ」と言って。

白柳　先生にご紹介いただいて整体に来られていたお客さんですが、発達障害があって、予約の電話では毎回、丁寧な自己紹介をされるのです。決まった言い回しがあって、それが済まないと本題には入られません。それを承知で私は、声をお聞きしたらすぐに「あ、ナントカさんですね」と返していたのですが、最初の内は、私が割り込んでも自己紹介が続いていた。それが「麻の実ナッツを食べ始めました」とお聞きしてしばらく経った頃から、こちらが割り込むとさっと自己紹介を切り上げて「白柳先生ですか」とこちらに合わせてくださるようになった。おお、柔軟性が出ている、と嬉しかったです。

神田橋　ずーっと一本調子だったのが、パッと転換できるようになる。「脳が発育してきたら、その転換ができるようになりますよ」と言っておけば、一、二ヵ月後にそんな変化が出てきたときに発達障害の人は喜ぶよ。

白柳　ああ、それは私は言えなかったですね。予測もしていませんでした。

神田橋　ボクはこう言う。「テレビを見ているときにお家の人が話しかけてきても「やめて！」と言わなくて済むようになりますよ」。

白柳　それは良いですね。同時処理ができるようになるのでしょうね。──話を戻しますけど、たとえば自分の仕方を守って仕事をしている心理系の臨床家がいたとします。これまでの自分の仕方では治療がどうもうまくいかない。それで、「もうひとつ別の枠組みが要るのじゃないかしら？」と思って新たな手立てを求めたときに、先生のいまの診察の枠組みが役に立つと思いませんか？

神田橋　立つよ！　それは絶対立つよ！

白柳　それなら公表してくださいよ（笑）！

神田橋　いや、まあ、ちょこちょこ言ってる。今度の、『精神分析ノート』の〈胎児期の愛着障害〉[34]

31巻末の著者略歴参照。
32四物湯合桂枝加芍薬湯およびその変法。フラッシュバック（四九ページ注43参照）に処方する。
33神田橋條治「ＰＴＳＤの治療」（「臨床精神医学」三六巻四号、四一七─四三三頁、二〇〇七所収）。
34『治療のための精神分析ノート』一七五─一八一頁。子宮内環境が不安定な場合に生じる愛着障害。同書にはその説明、診断、治療技法がまとめられている。

はかなり自信があるし、発達障害も、ぼつぼつ技法として残したい。いまの発達障害は、アスペルガーであろうか、自閉症スペクトラム[35]であろうかと言ってるけれど、麻の実ナッツはどれでも同じように合うんです。

白柳　はい。発達障害の中身は問わず、脳を育てる。——これまで私が、先生の診察を拝見していて理解したのは、先生は〈病気〉を診断しているわけではないのだな、ということです。本人にどの程度、愛着障害・発達障害があるか・ないか。周囲の人にはどの程度、愛着障害・発達障害があるか・ないか。そしてそんな本人が、どのような環境に在って、周囲の人たちとどのような間柄・関係で出会い、折り合いをつけているか。相性がどうにも悪いのに、なんとか折り合おうと無理を重ねていたら、その努力は適応障害につながるかもしれない。だったらその努力はどういうふうに活かせば良いだろう——そういう構図で診断・治療に臨まれていると理解しました。そうすると、愛着障害・発達障害の有無を含め、本人がどう周囲に折り合うか、折り合う努力を続けるか・やめるかを考えることは、適応障害をほどく一つの方法になるのだろう、と。先ほど（三五ページで）言った「ああ、この人には愛着障害があるからこの言葉は言えないのだな」という納得、こちらは無理を求めない、あちらは無理を求められない対応は、その意味で大事だろうと思ったのです。

神田橋　うん。そうですね。ただそれがいつも問題になってくるのは、それは差別ではないかということです。だからボクが〈みんなみんな発達障害〉[36]と言うのはそういう意味で、そして、〈発達障害は発達する〉[37]。だから、ながぁい時間がかかって発達するのであって、それは努力もいくらかは役に立つけど、いちばん役に立つのは時間だ、と。

白柳　〈無理だと諦める〉ではなく、〈長い時間を待つ〉。

神田橋　本人なりにそこを何とかしようとしてもがいている、そのもがきというのは〈もがき能力〉だから、その中に、努力しないでもできる能力が隠れているはずです。そしてそこを広げていくと、その得意分野と苦手分野との間の、完全に分離はしていない・重なり合う部分によって、得意分野を伸ばすことが期せずして苦手分野のトレーニングになっているということがある。だから、「やってごらん」って言う。つまり区別をしないこと、全部をごちゃ混ぜにしてしまうことの治療上のプラス面。いっぺん区別して、今度はそれを〈実は人工的な区別に過ぎない〉とばらかすことによって、そこから治療への希望を創っていく。それが、いまのボクの頭の中の方法なんだ。

白柳　私が先生のところで学んだのは、相手のことを判断するときに、多かれ少なかれ、自分基準で判断していることがあるでしょう。私ならこうする、私ならそうはしない。その視点でつい相手を評価してしまうけれど、それとは異なる基準があると教えてくださったのが、愛着障害

35自閉症とアスペルガー症候群を連続した障害と捉える概念であり、ローナ・ウィングにより一九九五年に提唱された。ウィングは自閉症スペクトラム（ＡＳＤ）を、社会的交流、社会的コミュニケーション、社会的イマジネーションの三領域に偏りがあるものとし、三つ組の障害として定義した（※３）。
36神田橋條治ほか『発達障害は治りますか？』花風社、二〇一〇、七一頁。
37注36の文献の一一頁。

と発達障害の視点なのです。

神田橋　それを発見したときは、ボクにも画期的だったよね、自分でね。「難治症例に潜む発達障害」[38]を発表したとき。あれを見つけたときはすごく嬉しかった。いままで治らん、治らん、やり方が悪いんだと考えていたのが、実は根本に発達障害があるために、薬の副作用も出やすいのだとわかって。あれから十五年くらい経っているのかな、それがいまようやく常識になってきた。双極性障害をまずく治療するとボーダーラインケース[39]ができてくる[40]というのも、ボクが言ってからもう二十年くらい経っている。

白柳　やっぱり手引書を作られていないからですよ！　一回二回陪席しただけでは、どういう基準で、つまり愛着障害・発達障害の有無・程度と、そこに透かし紙みたいに重なってくる両親・兄弟・友だちの状態と、それに沿おうとする当人のがんばりとそこにかかる無理、というような先生がされる状況の読み方は――

神田橋　それ、全部書いているんだけどなあ。

白柳　書けていないと思います。

神田橋　「生来の気質と早期の学習によって、資質ができている。その資質に、今度は適応学習によって病態が完成されていく」[41]。

白柳　その書き言葉は全然平易じゃないです。

神田橋　そうだねぇ……。ボクは本質的に理屈っぽいんだよね。だから書き言葉になるとやたら輪郭が明確な言葉を使おうとする。類語辞典なんか引いて（笑）。

白柳　輪郭は明確になるかもしれませんけど、説かれている内容は見えにくくなります。〈質問の会〉とスーパーヴィジョンのときに、クライエントの診立てをぱっとされることがあるでしょう[42]。「発達障害はあるけど愛着障害はないね」と言われたり。そのときには、先生の診方の基準が垣間見えます。〈まず本人の状態をその資質の有無で診て、それから周囲との折り合いを考える〉。ですが、うっかりするとその基本的な手順さえわからないことが多いです。発達障害・愛着障害という本人の資質は、〈本人を診よう〉と思えば指標になりえますけれど、〈心の問題を診よう〉と思えば、そこはあまり重視せずにすぐ〈当人をめぐる関係〉を読みにいってしまうでしょう。でも関係を読む前にまず、こういう〈個体〉がこういう〈個体〉とこういう関係を作っているからややこしいのだという理解が――

神田橋　そうかぁ。わかった。あなたの言っていること。

38講演は二〇〇八年、初出は「臨床精神医学」第三八巻三号、二〇〇九。その後、『私の臨床精神医学　九大精神科講演録』（創元社、二〇一四）に収載された。

39今日的には、感情不安定と見捨てられ恐怖を基本的心性とするパーソナリティ障害を指す。その他の臨床的特徴としては、不安定で激しい対人関係、衝動性、自傷傾向、同一性障害、空虚感が挙げられる（※3）。二〇一ページ注16も参照。

40「双極性障害の診断と治療」。講演は、二〇〇四年、初出は「臨床精神医学」第三四巻四号、二〇〇五。その後、注38と同じ書籍に収載された。

41『治療のための精神分析ノート』の三五～四九頁などに関連する記述はあるが、そのままの一文は見つけられなかった。

42本書第二部の座談会二一四ページでもしている。

白柳　わかってくれましたか！

神田橋　ようやくわかった。ボクは〈検査〉が使えるから、患者さんが入ってきたときに、脳のどこがくたびれているかがわかる。

白柳　でもそれは脳のどこ、の話でしょう。

神田橋　脳の場所。それでもう、診断は一秒もかからずに決まることが多いの。あ、フラッシュバック[43]があるぞ、とか。

白柳　でも脳のどこが、というのは、その人の脳の〈いま疲れている場所〉の話でしょう。その疲れがなぜ起こるのか、そのフラッシュバックがどういう由来のものなのかを、実際に対話の形で話さなくとも、理解はしないとだめでしょう。

神田橋　だからそれは何歳のときの出来事かを〈検査〉すれば――

白柳　ですから先生がそういう診方をしておられることが、そもそもわからないんです。何歳の出来事かを考えている時点で、先生は愛着障害という基準を持ち込んでいるでしょう。そして、もしその人に愛着障害がなかったとしても、発達障害はあるために親との関係にちぐはぐが生じている、他にはどんな問題が現れているか、とか、そういうふうに思考を進める先生の読みの手順が、順序立てて書かれた本がないんです。

神田橋　ないね。

白柳　でしょう！

神田橋　……あなたから話を聞いたから、何かちょっとしたことは書けそうな気がするね。でも、まあ、まずはこの対話のテープ起こしがいいね。

白柳　――え？

43過去の出来事をあたかも再体験するように想起することを指す。薬物依存から脱した後に生じる場合が知られているが、近年、心的外傷後ストレス障害（ＰＴＳＤ）（七五ページ注69参照）の症状の一つとして注目されている（※2）。

二　二〇一六年八月九日

神田橋　ボクの現在に到達するまでの流れというか紆余曲折は、だいたいみんなよく知られているけれど[44]、対談相手であるあなたの流れはみんな知らないよね。だから今日それを聞いとくと、対話の裏に流れているものがわかるだろうね、と思って。そうするといちばん最初は、ボク自身のことと比較して考えると、治療や施術の世界に関心を持つ人は少数でしょう。他の職業じゃなく、自分の人生をここに！という人はさ。だからその関心は、そういう学校を選ぶ前、専門の学校[45]に入る前にすでにある。だからその意欲・志向性が芽生えた辺りを聞いとこうと思うんだ。

白柳　そこからですか？　うーん……まず高校入学前後から、私は精神的にヤバいのじゃないか、と気になり始めます。

神田橋　ああ、自分自身が。

白柳　はい。それで精神的な問題を解決しようと思うなら、とりあえずは心理学関係の本をと思っていろいろ読んでみましたが、どうもよくわからない。ならば実地で訊いてみようと、心理学関係のことが学べる大学に行きますが、そこでもどうも、わからない。それで私の悩みは宙ぶらりんになるのですが、大学で出会った人たちのおかげでしょうね、その〈悩みにわーっと集中していたエネルギー〉がなくなって、何の仕事に就くかを考え始めます。

神田橋　それはあの……心理学的なところに入るときは燃えてるわけでしょう。

白柳　燃えてます。はい。

神田橋　それがどのくらいで冷えちゃったの？

白柳　入ってすぐです。私が大学に入った年というのがちょうど一回生からでも専門課程が受けられるようになった時期でした。大ハリキリで、一回生のいちばん最初に心理学関係の授業を受講して、その講義の先生は臨床心理士のかたでしたが、その最初の授業の開口一番に、「ここは人をなおすための人を育てるところであって、自分がなおりたくて来る人のための場じゃないですから」と言われました。

44 神田橋條治『技を育む』（中山書店、二〇一一）、『発想の航跡　神田橋條治著作集』（岩崎学術出版社、一九八八）、『発想の航跡2　神田橋條治著作集』（同、二〇〇四）などを参照。

45『平成三一年版　全国専修学校総覧』によると、医療系の専修学校で国家資格が得られるのは准看護師、看護師、保健師、助産師、診療放射線技師、臨床検査技師、理学療法士、作業療法士、視能訓練士、歯科衛生士、歯科技工士、義肢装具士、臨床工学技士、あんまマッサージ指圧師、はり師、きゅう師、柔道整復師、言語聴覚士、救急救命士。整体やカイロプラクティック、またいわゆるクイックマッサージの類は国家資格ではない。

神田橋　ほぉー。

白柳　それを聞いて、ああ、私は「出ていけ」と言われたな、と。ですからほんとに大学入学後すぐに冷えました。ただ心理学への興味は続いていましたから、その先生の授業はずっと受けていました。そうすると、ひとりの人間がひとりの人間を立ち直らせるために、ものすごい苦労をするのだなとわかってきた。それで、これはちょっと無理だな、自分で自分をなおすのは私には無理だなと腑に落ちまして。そこから社会心理学で集団心理などを扱われている先生の講義がおもしろくなって、乗りかえて、気がついたら自分の悩みもすっかり忘れていて、私は何の仕事をしようかな、と考えています。――実は私は小中学生の頃から、自分の手の感覚が良いことに気づいていました。

神田橋　それはたとえばどういう……？

白柳　私の母が肩こりでしたが、父が母の肩を揉むのを見ていると、わりと力任せにぎゅうぎゅうしているのです。私はその当時、まだいまよりも手は小さかったですが、適当な力で、合っているところをほぐせている感じがありました。「ここがしんどいでしょ」と触って「ああ、そこ効く効く」と言われる経験を実際にしていましたので、今後、私に何も取り柄が見つけられなかったら、手先の感覚の良さを商売道具にしよう、するしかないなと思っていました。だから心理学は自分が自分のために勉強したくて行きましたが、心理学で食べていく気は初めからなくて。

神田橋　――そこだなあ。大学の先生が「ここは人をなおすためのところです」と言ったのでしょう。

それを言った先生は〈治療する〉ことの資質を持っていたのかな。
白柳　それは他の心理士さんにも言われました。自分をなおしたいと思っていない人が、他人をなおしたいと思うわけがないよ、と。
神田橋　うん。やっぱりそうだよな。それは……まあ、簡単に言うと未熟だってことだよ。（――と、急に優しい声で）「人をなおすということではなくて、自分自身の問題で困って来ている人が、けっこう、多いのよね。そうだと思う人、手を挙げてごらん」。
白柳　（大笑）
神田橋　「実際は二つに分けられるわけはなくて、ひとりの人に〈なおす〉側面も〈なおされる〉側面もあって、と、私は自分自身が心理士になって、思うのよね」と言うと、聴衆を全部、引き込むでしょう。
白柳　そうですね。
神田橋　それは技術です。
白柳　技術でしょうけど、たぶんその先生は、引き込みたくなかったんだと思います。
神田橋　引き込みたくない人は――引き込みたくない人が、先生なのかなあ……。
白柳　うーん、よくわかりませんけど。とりあえず私に関して言えば、確かに痛いところを衝かれた感じはありましたし、また実際問題、私はそこでハネてもらってよかったクチでしたので。
神田橋　そうだなあ。
白柳　それで、小中学生の頃に気づいた手の感覚の良さ以上の素質を見つけられなかった私は大学卒業後、鍼灸[46]の学校に行こうとします。ですが当時は学校の数も少なくて、すごく入りにくかったのです。で、案の定、試験を受けて落ちて、じゃあどうしようとなって、作業療法士[47]をしようかな、と思いついた。作業療法士の学校は私の地元である堺にもありますので、あそこを受けようかなと一年間受験勉強をして、一次試験が受かったら、急に現実味が増してきて「私、ほんとに作業療法士がしたかったのかな？」と考えると「したくないなあ」となって。そんな気分で二次試験に行ったらやっぱり落ちて、それでまたどうしよう、となった時点で、「カイロプラクティック[48]をしてみたら？」と言ってくれる人がありまして。

神田橋　カイロは……あそうか、鍼灸とは別にあるもんな。

白柳　カイロプラクティックは公的な資格がありませんから、カルチャーセンターよりはもうちょっと学校、みたいな専門学校で勉強します。私の行ったところは半日二年制でした。

神田橋　カイロはあれ、いろいろ流派とかがあるんだよな。

白柳　はい、あります。アメリカのカイロプラクティックの流派だけで何百とあって、有名なもので二〇〇でしたか、ちょっと数字は忘れましたけど相当あります。私が学校で習ったのはオーソドックスなものが中心でしたけれど、そこを卒業したらすぐに開業して仕事を始めました。始めてみるとすぐにわかることですが、一回お客さんが来られますよね。「どこがしんどいですか？」「肩こりです」。それで私は学校で習った技術でせっせせっせ施術して、「どうですか？」「すっきりしました」で、お金を払って帰られます。また来週、予約を取られます。「どうしました？」「肩こりです」。また私はせっせせっせ施術して、「すっきりしました」とお金を払って帰られて、また来週来られて「肩こりです」と言われた瞬間に私は、「いつまでこれを続けるのだろう?」と思ってしまったのです。

神田橋　そうだよなあ。

白柳　そりゃ「すっきりした」と言ってお金を払ってくださるのですから、それはそれでいいですけど、私がカイロプラクティックをしようと志したときに想像していたのは、なにかしらきっちり改善させる・変化させる技術だと思っていたのです。ところが私の仕方ではうまくできなくて、どうもこれだけじゃあダメだ、と。ですがそれは学校の先生もおっしゃっていたことで、学校で習うのは基礎の基礎だけだ、みんな、学校を出てからどんどん勉強していくのだと聞いていましたから、私もいろんなことを勉強してみました。

神田橋　それはたとえばどんな?　やっぱりカイロの範囲でいろいろなものを勉強したの?

白柳　そうです。

46鍼を打ったり灸を据えたりする治療法。はりときゅう（※1）。

47作業療法は、身体や精神に障害がある人に対し、農耕・畜産・園芸・手芸・木工などの適当な作業を行わせることによって、身体運動機能や精神心理機能の改善を目指す治療法の一。リハビリテーションの一環として行われる。作業療法士（OT）は、この作業療法を医師の指示のもとに行う専門技術者。国家試験により資格が与えられる（※1）。

48十九世紀末にアメリカの民間で創始された神経機能障害に対する治療法。脊椎の異常を整え、神経機能を正常化させ、組織や器官の異常を治す（※1）。

神田橋　ボクは、あなたの道が開けるのは筋力検査[49]だと思うんだけど、そこにたどりつくところを知りたいよね。

白柳　はい。ともかくそんなわけで、その後、一年間くらいは、あれこれの技術を試行錯誤する時期が続きました。

神田橋　そういうときに、その技術を入手する手づるは何かあるの？　学校？

白柳　基本的に本です。カイロプラクティックのなんとか技法みたいな本がいろいろ出ていますので、買ったり、本屋さんでパラパラ見たり、図書館で読んだりして勉強しました。基本の知識がそれなりにあると、どういう技法か見当はつきますから。

神田橋　だいたいね。うん。

白柳　そんなこんなでいろいろ試しましたが、結局私には、自分がしたいと思える技法・自分が満足できる結果が出せると思える技法が見つけられませんでした。それで、もうこれはあかんな、と。私がしたかったこととカイロプラクティックとは、違っていたのかもしれないな、と思いました。

神田橋　だけど……もう開業しているわけでしょう。

白柳　はい。だから一年目で廃業か、と。でもそう思ったところに、私の学校時代の同級生が「ある先生がＡＫ[50]の技法を教えてくれることになったから来ないか」と呼んでくれたのです。このＡＫが、筋力検査を使う技法です。たまたま私は在学中にＡＫの教科書に注目していて、「独学は難しそうだけど、これを勉強したい」と言っていました。同級生はそれを憶えていてくれて、私も「ＡＫなら行きたい！」と飛びついて。こうして私は筋力検査と出合うことになりました。

神田橋　Ｏ—リングテスト[51]の大村恵昭[52]先生は、そこから借りてきているそうですね[53]。

白柳　あ、そうですか。Ｏ—リングテストの筋力検査では手の筋肉を使うでしょう。ＡＫの筋力検査は手に限らず首、胴体、足と、全身あちこちの筋肉で検査するんです。

神田橋　ボクが本で見たのはただこうして手を挙げてするやつしか見なかったけど、あちこちの筋肉でするの？

49　一般には整形外科やリハビリテーションの現場で使われる筋力の強弱を調べるための検査（たとえば握力や背筋力の強さを測るなど）をいうが、ここでいう筋力検査はそれとは異なる。『アプライド　キネシオロジー　シノプシス』（デービッド・S．ウォルサー著、栗原修訳、科学新聞社出版局、二〇〇〇）によると、「筋が生み出す力を検査するものではなく、神経システムによる筋の機能コントロールを検査するもの」であり、「機能神経学としての筋力検査」と呼ばれている（二頁）。

50　アプライド・キネシオロジー（応用運動学）と呼ばれる、カイロプラクティックの流派のひとつ。一九六四年ミシガン州デトロイトの George Goodheart,D.C. が始めたもので、身体機能を評価するシステムをもつのが特徴（注49の本より）。

51　被験者に親指と人指し指で輪をつくってもらい、検査者は自身の両手でその輪を開こうとする。その開きやすさ・開きにくさを手掛かりにして、正常・異常、あるいは適・不適を調べる検査。大村恵昭が考案した。正式名は「バイ・ディジタル　Ｏ—リングテスト」（大村恵昭『図説バイ・ディジタル　Ｏ—リングテストの実習』医道の日本社、一九九七〈第五版〉より）。

52　一九三四〜。日本大学電気工学科の医学進学コースを経て、早稲田大学理工学部応用物理学科を一九五七年に卒業。同時期に在学していた横浜市立大学医学部を一九五八年に卒業。その後、アメリカに渡り、主にそちらで活躍。九三年にはアメリカで「バイ・ディジタルＯ—リングテスト」の特許を取得、日本でも弁理士を通じて特許取得している（注51の本より）。

53　注51の本の、八、一二頁に確認できる。

白柳　はい。僧帽筋、上腕二頭筋、広背筋、大腿四頭筋、ともかくいろいろです。ＡＫには、英語で書かれた教科書が電話帳三冊分くらいありまして、いろんなことがマニュアル化されています。でも私は筋力検査が〈相手の身体に何かを尋ねて、イエスかノーで答えてもらう〉検査であるのなら、マニュアルは使わずに、その都度〈検査〉で訊けばいいじゃないかと思いました。しかも日本語版のＡＫの教科書を丁寧に読むと、この場合はこうする、でも例外が何％ある、と書かれている。となると、せっかく筋力検査をしても、その結果が例外かどうかでまた悩まなければなりません。その手の作業は私は苦手ですので、それならいっそ最初からマニュアルも例外も関係なしに、更地の状態で筋力検査をしていこう、と。

神田橋　そこ、だなあ。そこ。そこが私と同じなんだ。

白柳　（笑）横着なんですよね。

神田橋　うん。マニュアルを全部覚える――

白柳　根気も能力もないんです（笑）。

神田橋　マニュアルをこさえた人のレベルにいけば、マニュアルを覚える必要はないでしょう。だってマニュアルをこさえた人は、何かの方法でこさえたわけだから。その方法さえ身に付ければ、自分でマニュアルを書けるわけだ。

白柳　でもこの方針のおかげですぐに私は〈ＡＫの王道〉から脱線することになりました（苦笑）。

――話を戻すと、ＡＫのセミナーで筋力検査を習うと、私はどうも相性がよかったのかして、すぐにそれなりに使えるようになりました。それで、現場でもすぐに使い始めます。

神田橋　すぐに使うって、具体的にどんなふうに使っていたの？

白柳　具体的に……まずは、どこに施術すればいいかなあ、を探していました。それで施術すべき場所だけは見つけられるようになったのですけど――

神田橋　筋力検査でそれを見つけるのは、もうちょっと素人の人もわかるようにいうと、どんなにしてわかるの？　どこに施術すればいいかな、というのは。

白柳　筋肉には、〈関節を支えておこう〉とするはたらきがあります。そうでないと、関節は脱臼しますから。

神田橋　そりゃそうだ、骨だけだったら、ただの積み木だもんな。

白柳　はい。うっかりぶらんと手を下げていても肩が抜けたりしないのは、筋肉がある程度の力で常に縮んでいて、骨を支えているからです。この、筋肉の支持する力のことを〈筋トーヌス〉[54]といいますが、筋力検査は、筋トーヌスを使ってする検査です。通常の状態であれば、こちらが被験者の身体の一部、腕なら腕を軽く押しても動かない。筋トーヌスがまともにはたらいているから関節が安定しています。でも、ある操作を加えてから押すと、押す力が同じであっても腕が動く。仮説では、神経系の何かしらのセンサーのはたらきが一瞬混乱して筋トー

54骨格筋の絶えず不随意に緊張した状態をいう。筋トーヌスの異常は亢進と低下があり、亢進はさらに痙縮と固縮がある。なおトーヌスとは、自律神経遠心性線維が一般的に安静時においても常時低頻度（毎秒一～数回）で自発的にインパルスを発射し、支配領域の内臓機能の緊張を維持していることをいう。トーヌスは自律神経系の中枢の支配を受けて増減し、それによって効果器の機能が興奮と抑制の両方向に調整される（※5）。

ヌスが弱まり、関節の支持が不安定になるとのことです。そしてそんな、筋トーヌスを弱らせるような〈操作〉を〈有害刺激〉だと判断するのが筋力検査です。

神田橋　なるほど、そうだね。

白柳　筋トーヌスのはたらきが弱っている間に先ほど加えた有害刺激を帳消しにするような有益刺激を加えると、筋トーヌスが回復し、関節がまた安定します。ですから現場ではこのはたらきを利用して、自覚症状の出ている部位に触れて検査をして、筋トーヌスを弱らせる。そうしておいて身体のあちこちに触れてみて、筋トーヌスの回復するところを探す。そしてそこに何らかの施術をする、ということをしていました。〈どこに〉はこの方法で探せるようになりましたが、〈具体的に、どんな操作を〉はまだ試行錯誤中でした。ただ、この時点でもう、〈自覚症状の出ている部位〉と〈私が施術すべき部位〉とが異なることはわかっていました。

神田橋　うん。うん。

白柳　そしてそれを決定的に確信させてくれたのは、右足が痛いといって来られたお客さんです。痛がられるのは右足ですが、見ると、左足を引きずっておられます。

神田橋　ほぉー。

白柳　右足が痛い右足が痛い、右足をなんとかしてと言われるのですが、どう見ても、引きずっているのは左足です。それで「あなたは右足が痛いと言うけれど、引きずっているのは左足だと知っていますか？」と訊くと、「知らん」。引きずっている自覚もないらしくて、右足痛い、右足痛い、と言われますので、当初、私は右足にばかり施術していました。ですが筋力検査をしてのことでしょうが、私は左足のほうが気になっていた。それで「左足に施術させてほしい」とお願いして、右足が痛いと言っている人の左足に施術させてもらいます。

神田橋　そのときの施術はどんなふうにして？

白柳　どんな？　どんなことしたんでしたかねえ……。筋力検査で触るところを見つけて……、あのときは何をしていましたか……、たぶんですけど、手でごりごりこすって、こりをほぐすみたいなことをしていたのだと思います。

神田橋　やっぱり触れれば、〈ここはなんとなく不自然な状態〉とわかるんでしょうか。

白柳　う――ん……〈こりの固まりらしきもの〉は、もちろん触ればわかります。それはまあ、一応こういう仕事をしていますから。でも当初は気づいていませんでしたが、大事なのは〈どのこりをほぐすか〉より〈どの順番でほぐすか〉なのです。〈不自然な状態〉はその気で探せばそこら中から見つかります。でもそれをどの順番でほぐすのが適当かがわからない。それを検出するために筋力検査を使います。当時の私はそんな意識はないまま、とりあえずこりの固まりを検査で探して、見つけたらそれをほぐして、していましたが。

神田橋　してみよう、だね。

白柳　はい。それでそうして手探り状態でしているうちに、私はどうやら昔の古傷――すでに治っている古傷の痕にばかり施術しているらしい、と気づきます。

神田橋　それは……相手から話を聞いてそうなっていくのかな。

白柳　もちろんです。たとえば右肩こりで来られた人に〈検査〉をすると、右足首から問題が見つかった。そこで「私はいまから右足首に施術していきますけど、右足に何か心当たりはありますか？」と訊くと、「あ、そこは昔、ねんざしました」とか言われます。何かしらの古傷に引っかかる。それで、どうも、ケガをするということが何かを呼ぶのではないか、と考え始めました。ところでちょうどその頃、AKセミナーに行き始めるのと同じ頃に、私は太極拳を習い始めます。行ってみると、そこの先生がすごい先生でした。神田橋先生は太極拳をなさるからご存知でしょうけど、太極拳では膝の方向と足の爪先の方向を一致させることが大事でしょう。右足から左足に体重を移すときでも、膝の向きはずらさないように動きます。ですが私がある動作で方向転換をすると、必ず膝がずれたのです。

神田橋　はぁ。

白柳　私のお師匠さんはそこに注目されて、注意をくださいました、「あなた、膝がずれている」と。ですが私は膝をずらした自覚がありませんので、「え？　ずれていますか？」。「鏡の前でもう一度してごらん」。それで鏡の前でしましたら、たしかに動きに合わせて膝がずれていきます。これは困ったなと思って、お師匠さんに、「膝をずらした意識はない。膝は自然にずれてしまう。太極拳の本来の動作目的では、この場合〈左を向け〉という指示があるだけで、〈そのとき、膝はずらさない〉は意識しないはずだ。体重をこういう方向に動かせば膝は必ずずれない、というのが本来の動作の理屈で、でもその同じ指示で私の膝はずれる。であれば、この場合、新たに〈そのとき、膝はずらさない〉の指示も付け加えていいのでしょうか？」と訊きました。

神田橋　ふん、ふん。

白柳　そうしたらお師匠さんはしばらく考えられて、「要らないな」と。
神田橋　新たな指示は要らない。
白柳　はい。ですから指示通りに左を向いて自然に膝がずれてしまう場合は、〈膝をずらさずに〉の意識は足さずに、〈ずれてしまう〉ことを確認するより仕様がないな、となりました。で、この学びの中で私が思ったことは、〈膝をずらさずに〉と意識しなくても当たり前に膝の位置が合う人と、当たり前に合わせられない人とがいるのなら、人は〈筋肉は思い通りに動かせる〉と思っているけれども、実際は動かせていないじゃないか、と思いました。
神田橋　思うよなあ。そうだそうだ。
白柳　コップを取ろうと思ったときに動く筋肉のことを随意筋と呼んで、心臓の筋肉のように自分の思い通りに動かせない筋肉を不随意筋と呼ぶけれど、個別の筋肉で考えれば、すべて不随意筋なのだ、と。ある関節を動かそうとかある目的を達しようと思ったときに、身体が勝手にそれらしく動いてくれるだけの話であって、個別の筋肉を随意に動かしているわけではない。そんなわけで、太極拳では筋肉は随意じゃないと知り、施術の現場では右足が痛いと言いながら左足が動いていない人にお会いして、そうするうちに、〈わかっているつもり〉でいることのほとんどが実は〈わかっていない〉なのじゃないか、と漠然と思うようになりました。
神田橋　うん。——ちょっと間で話を入れるけど、そのお師匠さんは、「膝がずれていることを修正するのでなくて、膝がずれていることを知っているだけでいい」と言われたの？
白柳　いいえ、「もうしょうがないね」と言われました（笑）。

神田橋　ああ、そうなの。ボクは知っとるだけでいい、気がついておるだけでいいということがすばらしいような気がしたの。

白柳　ああ、そこまではおっしゃらなかったです。でも「ここで〈膝をずらさないように〉と意識すると、違う形に身体が崩れるからね」とは言われました。

神田橋　そう、崩れるよね。そこがもうすばらしいよね。

白柳　でしょう！

神田橋　それをなんとかちゃんとしようとすると、全体が崩れるんだよ。ダメなんだよなあ。発達障害もそれでいま、教育でむちゃくちゃになってるんだよな。静かにしなさいとか。――まあいいや、話が飛んじゃった。

白柳　そんなわけで混乱してきた私は「結局のところ、〈身体が不調になる〉とはどういうことだ？」という、私にとっての根本の疑問にもう一度、戻ります。整体屋のキーワードともいえる〈自然治癒力〉[55]について考えるうち、キャノン[56]の『からだの知恵』[57]に出合い、のめり込んで読みます。これは昔の、良い意味での古い生理学の本で、ホメオスタシスなんかが説かれていま す。身体には、血圧や血糖値のように、一時的に上がっても〈ある範囲内〉に戻そうとするはたらきがある。この、上がっても戻す、下がっても戻すはたらきがホメオスタシスであり自然治癒力である――という、学生時代には聞き飽きていた説明を改めて読んだとき、これは結局、〈生きている〉ことをそのまま言い替えただけだと気づきました。

神田橋　うん。だよなあ。

白柳　〈〈生きている〉＝自然治癒力がはたらいている状態〉と考えると、〈身体が不調になるのは自然治癒力が低下しているから〉という説明は、〈生命力が低下している〉の言い替えでしかない。とすると、〈それを改善するためにどうするか〉という疑問は、そのまま〈何が生命力を低下させたか？〉という問いになって、その答えを考えるには、いわゆる〈自然治癒力を低下させる原因〉を考えれば良い。そう思っていろいろ見ていくと、原因とされているのは冷えや血行不良です。でも冷えというのは、自然治癒力低下の結果でもあるわけです。

神田橋　うん。だね。

白柳　恒温動物は、その対応能力を超えた寒冷環境に置かれるとかでない限り、冷えてはならない、冷えにはならない。その建て前を破って、下がった体温を上げられなくなるわけですから、冷えが自然治癒力を低下させるのではなくて、すでに自然治癒力が低下しているから冷えたのだ。

---

55 ※5の初版によると自然治癒には三種の意味がある。①生物に本質的に備わっている治癒への傾向および治癒への自然的努力。主として結合組織による組織の修復機構や各種の免疫機構によるはたらきをいう。②創傷の治癒をいう。③自然療法の用語で、人為的な治癒を加えず、患者自身がもつ回復力による治癒を待つ方法。患者自身の回復力を補うための、運動・安静・食事・入浴あるいは必要時の漢方薬投与までをこの治療に含める場合が多い。一般に、民間療法的な場で自然治癒力という場合は、③の意味で使われる。

56 Walter Bradford Cannon　一八七一〜一九四五。アメリカの生理学者、医学博士。造影剤を用いて、X線を胃や腸の観察に利用した最初の人。内分泌腺と情緒の関係を指摘するなど、多くの業績がある。また、ホメオスタシスの概念を提唱した。著書に『消化の機械的要因』『苦痛、飢え、恐怖、および怒りに伴うからだの変化』『研究者の道』などがある（※1、注57の本より）。

57 W．B．キャノン『からだの知恵』舘鄰・舘澄江訳、講談社学術文庫、一九八一。

そう考えていくと、〈ものすごく強力な外力〉以外は、身体の自然治癒力（＝生命力）を低下させることはできないだろう。それが結論になりました。そしてこの〈強力な外力〉というキーワードと、〈お客さんの古傷に施術している〉私の作業の実際と、その辺りのことが全部、なんとなく自分の中でまとまってきて、結果的に、〈外傷を受けることで何かしら身体は変形を起こし、その何かしら起こした変形が、その人の身体に固有の本来のバランスを損なって、本来のバランスの下での血流、その人なりに最適な血流が阻害され、自然治癒力（＝生命力）は低下する〉と、そういう結論しかもう、私には出せませんでした。

神田橋　そうね。つまりその〈強力な〉というのをもう少し丁寧に言い換えると、〈改変不可能な〉だよね。改変可能であれば、自然治癒力が改変する。

白柳　そうです！

神田橋　改変不可能な何か。それは、大きくなくてもいい。小さくても、押しても引いても動かせないようなものであれば、それはもう〈強力〉。〈（変動・変形した状態の）改変〉を主たる使命としている自然治癒力にとっては、〈改変できない〉ことが著しく〈強力〉なんだよ。

白柳　そうです。そうです。

神田橋　そうだ……。これはいい。これは、みんな、覚えてほしいなあ。——ところで、まだいまのところ、あなたはまだカイロの世界に近いところにいるでしょう。脈診[58]やら、経絡[59]みたいなものはどこで出てくるの？

白柳　あー……（すっかり忘れていた！）。えーと、あれはいつ勉強したのだったかな……。——

筋力検査は、〈ここに問題があるか・ないか〉は知れるのですけど、〈そのすぐ横にもっと大きな問題がありますよ〉は知れません。〈右手の人差し指に問題がある〉とわかっても、その隣の中指に、もっと大きな問題があるか・ないかは、中指も〈検査〉しないことにはわからない。当時の私は筋力検査の腕前がいまよりまだヘタクソでしたし精度も悪かったので、大雑把な探し方がうまくできませんでした。ですから人差し指の問題を見つけたら、他のところにそこより重大な問題がないかどうか、施術の都度都度、全身を〈検査〉しなければなりません。でも実際問題、そんなことをしていたら時間が全然足りません。だからとりあえず人差し指に問題を見つけたなら、まずその指に施術するか、もっと効果の高そうな・重要な問題がありそうなところを探して全身の〈検査〉を続けるか、決断せねばならない。

神田橋　そうですね。

白柳　結局、筋力検査というのはものすごくミクロな検査なのです。その一点に、問題があるか・ないかは教えてくれるけれど、全体の中で一番重要な問題はどこ？は教えてくれない。だからもうひとつマクロな視点で使える検査法が必要だと思いまして。で、なんとなくの推測で、中

58 中国医学の診断技法である「切診」の一つ。血管の拍動を触れて疾病の状態を把握する方法で、証（中国医学において診断と治療の指示を表す用語）決定の重要な資料となる（※5）。

59 中国医学の用語で経脈と絡脈の略称。全身のあらゆるところに分布し、人体の生命活動の基本要素である気、血、津液が運行する主要な経路とされている（※5）。

国医学にはそんな検査法があるかもしれないと期待して、経絡の勉強を始めます。

神田橋　それは具体的には、どんなふうな仕方で勉強しましたか？

白柳　『黄帝内経《こうていだいけい》』[60]読みました。

神田橋　うんうん、うん。

白柳　ん？　最初に『黄帝内経』を読んだのだったかな？　いえ、違いますね、最初は別の本でした。大阪は府立図書館の蔵書量もすごいのですが大阪市立図書館も実に見事な蔵書でして、当時の私は大阪市立図書館を使わせてもらっていましたので、そこに行って、〈鍼灸〉〈中国医学〉〈東洋医学〉でそれぞれ検索したのです。出てきた書名を片端から読んで、なんとなくこれは私の興味に近そうだと思うものをピックアップして、一三冊借りました。でそれをパラパラ見ていくわけですが、その中に、岡部素道[61]先生の本があったのです。『鍼灸治療の神髄　経絡治療五十年』（績文堂、一九八三）！　それを読んで、もう……しびれました。

神田橋　あれはいい本だよなあ……。ボクは、到達した人はこんなにわかりやすく書けるんだ！って思った。

白柳　でしょう！　――それで私は、やっと読みたかった本に出合えたと確信して、この本で、経絡や気[62]の流れについて学びます。ツボ[63]、五行の色体表[64]、脈診・望診などの四診[65]について勉強したのもこの時期で、現在も四診や中国医学の考え方は使わせてもらっています。その頃に書いた『身体のトラウマ』では脈診を自分の技法に取り入れたくて必死でしたので相当複雑な応用を試みていますが、結局、あまりうまい対応関係は見つけられませんでした。ですからいまは、全身のバランスがとれているかどうかの目安に脈診は使っています。

神田橋　ああ、なるほど。

白柳　中国医学を勉強したそもそもは、「右肩がこっています」と言われたときに経絡の繋がりから、では右の中指はどうだろうとか、そういう予測を立てながら筋力検査が進められれば便利だろうと期待したのです。いまの私は、たとえ経絡であっても、何らかの予測をもとに筋力検査を進めていくことに危険というか心配を覚えますので、予測はしません。ですが気の流れのありよう・崩れようを考えることは、施術の流れを理解したり、身体の不調の起こり方を考えると

60『黄帝内経』は中国医学の古典的名著で、『素問』『霊枢』より成る。どちらも基礎理論を説くが、『霊枢』のほうがより鍼術に詳しい。撰者は不明。白柳が読んだのは、「黄帝内経素問」（薮内清・小栗英一訳『世界の名著12 中国の科学』中央公論社、一九七九所収）。

61一九〇七～一九八四。鍼灸師。東京鍼灸医学校講師、「新人弥生会」（現経絡治療学会）会長、日本鍼灸師会理事（のちに会長）、北里研究所付属東洋医学総合研究所鍼灸部長、日本経絡学会会長などを務める。著書に『鍼灸折々の記』、『鍼灸経絡治療』、『鍼灸治療の真髄』（すべて績文堂）など（岡田明三監修『名人たちの経絡治療座談会』医道の日本社、二〇一五より）。

62「形なく働きあるもの」（※４）とされ、中国医学において治療あるいは調整対象となる。

63経穴あるいは気穴のこと。経穴は経絡の門戸にあたる。気に起こった変動は経絡の変動となり、その門戸である経穴上に反応点が現われるとされる（※４）。

64五行配当表ともいう。東洋古代の思想体系である五行説を、医学の面に応用したもの（※４）。経絡や感覚、組織や顔色、味の好みなどさまざまな要素・事象を五つに分類して、その対応関係を示す。

65望、聞、問、切の四つの診断法をまとめて呼ぶ。望は視診、舌診、聞は聴・嗅診、問は問診、切は脈診、腹診などをさす（※４）。

きには大いに助けになります。

神田橋　そうすると、そういう東洋医学系のことは全部本だけで勉強したの？

白柳　本だけです。生きているお師匠さんはいません。

神田橋　いないんだ。

白柳　鍼灸は、鍼灸の学校で専門に学ばなければ技術自体が使えませんから、一般向けのセミナーはあまり開かれないのじゃないかと思います。

神田橋　あれは国家資格？

白柳　国家資格です。

神田橋　なるほどねぇ……。これでボクが、あなたの技術の今日《こんにち》を理解するための資料は大体揃った。……あ、あとひとつだけ。――なんで私と出会うんかな（笑）？　出会ってみると、あまりに考えている道筋が近いんだ。で、なんで出会うのかなと思って。

白柳　先程からの続きになりますが、『身体のトラウマ』を書き上げた時点で、自分の中では理論的な整理はほぼついたと感じます。ただ、〈ケガをすると身体が変形する〉の〈変形〉の中身はわかっていませんでした。そしてそれとは別に、本を書き上げた頃から道具がどんどん替わっていきます。

神田橋　ほぉ。

白柳　最初は指で施術していましたが、それではたとえば相手の指にできた〈変形〉は施術できません。相手の指が小さすぎて、というか私の指が大きすぎて。それで、指じゃあダメだとなって、指圧棒、お箸、ポンチ（これは釘締めともいいますが、先の細い大工道具です）、キリ、と、次々に道具を替えていきます。そして道具を替え、施術の精度が細かくなるにつれて、皮膚の深さとか浅さとか方向に対する要求が、どんどん細かくなってゆきます。

神田橋　何が細かくなっていくの？

白柳　その以前は、ここに固まりがあるなと確認したら、その固まりを指でごぉりごぉり砕くというか潰すというか、ごついもので無理やり固まりをこじていた。それが、道具が繊細に・細くなるにつれて、どの方向・どの深さ・どんな力で押せば、より効果的にほどけるかが――

神田橋　それ。その〈効果的に〉のところ。あ、これ効果的だ、というのは何が感じるんだろう？症状が取れることの前に、これだ、ここだ、中《あた》った、という感じがあると思うの。

白柳　鍋の焦げつきがあるでしょう。鍋の焦げつきを剥がすときに、ある方向から擦《こす》るとうまくいくけれど、別の方向から擦ると焦げを撫ぜてしまって、うまくいかない場合があるでしょう。その、撫ぜているか・逆毛にうまく引っかけられているかの違いが、指で施術しているときはわかりませんでした。それが道具が細かくなると、こっちのほうが引っかかり感が良いぞみたいに――

神田橋　そうすると、いまは竹串を使っているでしょう。その串のいちばん最先端のところに、感覚がある感じがしませんか？

白柳　どー…でしょう……串に感覚があるというよりは、串に逆らっている左手に感覚がきます。

神田橋　逆らっている……ああ。

白柳　右手は串を支えるでしょう。その支えている串を揺らしにいく左手のほうが、ここが良い、ここで合っていると感じます。

神田橋　ここが、というのは串の先端じゃないの？

白柳　うーん……、串の先端……。――いえ、串というのは、どちらかというと固まりを押さえているだけです。固まりを押さえる串に対して、どこから力をかけたほうが余計に抵抗がかかるか、かけられるか――

神田橋　それそれ、串に抵抗がかかる。かかっているその抵抗は、串を支えている右手に感じない？

白柳　いや、でも、左手な感じがしますけど……。

神田橋　ふーん、そこが違うな……。――鍼灸で得気[66]というの、知らない？　ボクはいま、あれにちょっと凝ってるんだ。こうして串の先で探っているとね、串の先からボクの中にぱっと気が流れて、全体に調和してすーっとするの。それが、串の先が確実にツボを捉えた瞬間なの。それと同じようなことが、あなたの串の先にも起こるかな、と思った。

白柳　それはないですね。自分でしていて、おそらく鍼と異なる意味でおもしろいと思うのは、左手がどれだけ活きるかが大事なのです。場合によっては串を持つ右手だけで施術することもあって、そのときは先生のおっしゃる通り、串の先の感覚を手掛かりにします。ですが、両手を使って施術しているときは、明らかに愉しんでいるのは左手です。よっしゃ！　いいぞ！と思っているのは左手です。

神田橋　そうすると、串で固まりを押さえるでしょう。そして左手でそれを動かしますね。動かしているときにこの串を除けてみると、ああ、串はやっぱり補助だな、と感じますか？

白柳　うん、と思います。

神田橋　そうですね！　だから、左手で固まりを剥がしているけれど、そこに補助的に串をちゃんと当てておくと、動きがよくなる、というね。

白柳　そうです、そうです。

神田橋　それはやっぱり、得気とぜんぜん違う、ツボ療法[67]と完全に異なるわけだ。ツボ療法は気の世界のもので、あなたのこれは身体の世界。

白柳　はい。――話を戻しますと、そうするうち、〈ケガの痕〉〈変形〉だと思っていた固まりは、分解できずに残ったままの〈カサブタ（癒着[68]）〉なのだと理解するようになります。本来分解しきるべき癒着が分解できていないのであれば、整体で癒着を剥がす作業は、身体を元の状態に近づけていくことになるだろう、と。そしてこの時点で私は、自分の技術は完成したと思いました。まだこのときに竹串は使っていませんし、技術はまだもっと洗練されていくでしょ

66 刺鍼時に発生する特殊な感覚。鍼響。鍼のひびき。得気には、患者が感覚するものと施術者が鍼を介して感覚するものとがある（※5）。

67 ツボ（＝経穴）に施術する療法。鍼灸がその代表。経穴への施術は、経絡の気血の変調を是正するもので、そのとき、経穴は診断点であり治療点でもあるとされる（※5）。

68 ※1によれば、「粘膜や漿膜（しょうまく）など分離しているべき身体の組織面が、炎症などのためにくっつくこと」。白柳の整体用語では、外傷により壊れた細胞・組織に対する生体の応急処置として作られる瘢痕組織が分解・解体されないまま残っている状態を指す。

うけれど、とりあえず理屈の部分は完成したな、と。

神田橋　うん。

白柳　で、その後に興味が湧いたのは、お客さんに施術をしていると、「いま、古傷の場所に施術された瞬間に、そのケガをしたときの痛みが甦ってきました」と言われることが何度か出てきました。たとえば、「鉄柱が当たったときの恐怖と痛みが、シュッとよぎりました。でもシュッとよぎってなくなりました」と言われたり――

神田橋　そういえば、とかね。そういえばそんなことあったな、とかね。

白柳　そうです！　で、それを聞いて私は、人間の記憶は〈身体に宿る〉部分もあるのではなかろうか、と思い始めます。そうであるなら、たとえばＰＴＳＤ[69]なども身体の記憶と引っかかっている場合があるかもしれなくて、そうすると、精神的な治療だけでなく、身体を立て直して、身体の記憶を解放していくことでＰＴＳＤが改善する可能性は、果たしてあるのだろうか？と考え始めます。

神田橋　うん。うん。

白柳　それで、今度はＰＴＳＤの本をいろいろ読み始めます。ヴァン・デア・コルク[70]さん――ＰＴＳＤの大家らしいのですけど、そのかたのご本[71]を読んでいると、ＰＴＳＤや戦争神経症[72]、鉄道脊椎症[73]などの話を早くからしていたのはジャネ[74]だ、という記述が出てきます。それでジャネにも手を伸ばします。そして、それと同時に、当時来院されていたお客さんで、二歳の頃から施術させてもらっていた小さい子どもさんがおられました。その子が、幼稚園でわりと

69（心的）外傷後ストレス障害。一九八〇年にＤＳＭ―Ⅲの中に、不安障害の下位カテゴリーとして登場した概念。従来の外傷後神経症、戦争神経症と関係する。特異的な症状として侵入的思考、過覚醒、フラッシュバック、悪夢、睡眠障害、記憶と集中力の変調、驚愕反応などがあり、その症状はストレスが誘発する脳の構造と機能の変化の表われであるとも考えられている（※５）。

70 Bessel A. van der Kolk　一九四三〜。医学博士。マサチューセッツ州ブルックリンにあるヒューマン・リソース研究所病院のトラウマセンター所長。ハーバード大学医学部助教授。トラウマ性ストレス研究国際学会元会長。トラウマへの適応に関して、発達的な観点および生物学的な観点から精力的な研究を行っており、特にトラウマ性の記憶に関する研究については第一人者である。ＤＳＭ―ⅣのＰＴＳＤに関するフィールド・トライアルにおいては研究員として中心的な役割を果たした（注71の本より）。

71ベセル・Ａ．ヴァン・デア・コルク、アレキサンダー・Ｃ．マクファーレン、ラース・ウェイゼス編『トラウマティック・ストレス　ＰＴＳＤおよびトラウマ反応の臨床と研究のすべて』西澤哲監訳、誠信書房、二〇〇一。

72戦争に参加する兵士に生じる心因性の症状を総称する名称。現在の診断体系に照らせば、兵士に発生するＰＴＳＤに対応するものの、現在のＰＴＳＤ概念よりはるかに広い症候群を指して使われてきた。ドイツの医師Honigmannが第一次大戦前に兵士の症状を一般の外傷神経症に類するものと考えて命名した。大戦勃発後は英語圏を中心に「シェルショック」が使われたが、大戦後半になって「戦争神経症」の総称が一般化した（※３）。

73イギリスの外科医Erichsen（一八六六、一八八六）によって提出された概念。鉄道脊髄（脊椎）症、脊髄震盪は、脊髄の震盪によって発症すると考え、不安症状は身体の器質的障害の徴候であるとした。これに対し彼の同僚であるPage（一八八五）は、その起源は心理的なものであると反論した。症状としては鉄道事故後の易疲労感、虚弱感、恐怖症的不安、過覚醒、侵入的想起などがある。（松下正明総編集『臨床精神医学講座　Ｓ６巻　外傷後ストレス障害（ＰＴＳＤ）』中山書店、二〇〇〇より）。

74 Pierre Janet　一八五九〜一九四七。フロイトとともに二〇世紀初頭における力動精神医学の生みの親とされる。若くして哲学の教授資格を獲得、後に精神医学に興味をもち、ヒステリーや催眠について研究を行い『心理学的自動症』（一八八九）の業績に至った。ヒステリーと精神衰弱を分類し、解離の機制について理論を深め、外傷記憶やその反復としての症状の形成についても論じた。これらは現在の外傷理論のさきがけとなっている（※３）。

やんちゃだと言われていたのが、施術が進むうちに、どんどん落ちついてきたというのです。もともととってもはしこい、頭のいい、非常にオモロイ子でしたが、いくらか、周りを見る余裕のないようなところがあったらしくて、たとえば「みんな並んで」と先生が言っているのに一人だけ飛び出して行っちゃうような、ちょっと秩序から外れたみたいなところがあった。それが、ずいぶんしっくり落ちついてきたという話を聞いて、発達障害にも、身体から変わる部分はないのだろうか、と考え始めます——お客さんであるその子どもさんは、発達障害と疑われたり診断されていたわけではありませんので、付けられた診断がなくなったというような話ではありませんでしたが。子どもがゼロ歳のときからずうっと蓄積してきた〈脳みそが身体をコントロールする〉経験が、途中で身体にケガを作ることで断絶する。いままでの脳みそのプログラムと、身体の筋骨格系・運動器系のプログラムとがずれることで、勝手が狂って、いままでより使い勝手の悪い身体になる、そんなこともあるのじゃないだろうか、という想像です。

神田橋　うん。

白柳　ＰＴＳＤを勉強し始めたことでジャネにたどり着いて、そしてこのジャネという人は、人間というものがしんどくなったときに、身体側から立て直していく方法と心側から立て直していく方法とがあって、自分は心側からしか立て直さないけれど、あくまで人間というのは身体を持ったものだ、そして個性とは身体に宿るものだ、というような考え方をしていた人なのです。

神田橋　ああ、そうなんだ。

白柳　はい。初めてジャネの本を読んだときには、身体屋の私が漠然と思っていたことを、心屋の立場から明快に説いてくれる人にやっと出会えたと思いました。そのときまで私はそういう考え方をしている人に出会えていませんでしたので、この辺りの考え方はどう整理したらいいんだろうと困っていました。そしてそれと前後して発達障害を勉強し始めると、今度は、先生の『発達障害は治りますか？』[75]に出合います。

神田橋　ああ、そこに出合うわけ。

白柳　はい。「発達障害は治りますか？」とは、ちょうど同じことを考えておられるわ、と思って読み始めたら、わりとにぎやかな本で。私の恩師に、いまこんな本を読んでいます、この神田橋さんという人はすごい人かもしれません、というようなことを言いますと、「手紙を書いてみては？」と勧められました。手紙を書くとなると、もっとしっかり読んでおかなきゃなりませんので、先生のご本をだーっと立て続けに読みまして、それでようやく、「身体がしんどくなることで発達障害が起こるとか、あるいは、身体を立て直すことで発達障害が回避できるとか、そういう可能性はあると思われますか？」という手紙を書きました。

神田橋　そこで出会うわけね。それで納得できた。しかし……出会う前から近いねえ。

白柳　はい。

神田橋　ところで『人間脳を育てる』[76]はどうでした？　花風社が今度出した本だけど。

75神田橋條治・岩永竜一郎・愛甲修子・藤家寛子『発達障害は治りますか？』花風社、二〇一〇。
76灰谷孝『人間脳を育てる　動きの発達&原始反射の成長』花風社、二〇一六。

白柳　え、知らないです。――あ、原始反射[77]が……という本のことですか？

神田橋　原始反射というか――、爬虫類の脳があって、哺乳類の脳があって、人間の脳があって[78]。それで爬虫類の脳の欠陥部分を人間の脳でなんとか辻褄を合わせようとするからいろんな症状が出てきているんだ、というような、まあ、簡単に言うとそういう論。だから爬虫類の脳の修正を原始反射とかそういうことでするんだけど、そのもうひとつ下にあなたの身体の論が出てこないかな。

白柳　わからないですね。私が受け持つ整体の範囲は、――これは私の想定するモデルという意味ですけど、遺伝子が、身体を設計した。そしてその遺伝子通り、というと正確じゃないかもしれませんが、設計図通りに作られた身体はひとつのまとまりとして、その身体なりに辻褄が合っている。そしてその身体なりに辻褄が合っていますから、その身体なりに辻褄の合った自然治癒力を持っている。ところがそれが、胎児期あるいは生後に外力を受けて損なわれ、その身体なりの自然治癒力・バランスが乱されると不調になりやすくなる。だから、その状態に対して、生前・生後に傷めた部分を立て直して、本来の自然治癒力に戻していきましょうというのが私が考える〈私が係わる範囲〉です。

神田橋　うん。

白柳　先生や杉山先生のところで学ぶ中で私が理解したことは、発達障害は、ケガだけが由来で起こるような単純なものではないらしいということです。もっと複雑な印象です。ではその複雑さは、〈爬虫類の脳が〉という説で説明できるのか、あるいはもっと違う説明理論があるのか、と訊かれると、私にはわかりません。

神田橋　うん。わからんよな。ボクもわからん。わからんけども、そのような、たとえばまったく根拠のない仮説を作ることによって、何かトライする方法が――、アイデアが出れば良いと思う。

白柳　私は、たぶん、そこが先生とずれるところなのだと思います。私はやっぱり〈プロとして言ったこと〉の部分は、間違えていないと思いたい。だから、できるかどうだかやってごらん、というのは、プロじゃない部分に関しては言って良いと思うし、試すのもおもしろいでしょうけど、〈私は整体の専門家です〉という顔で話すときには、これは間違っていないと、私なりの確信を持って言いたいです。

神田橋　そこがやっぱりボクと違うね。

白柳　はい。これは私自身の考え方ですけど、してもムダとわかっている努力なら、私はしたくないのです。その時間は、ムダじゃなさそうな努力を探すために使いたい（笑）。

神田橋　ボクは、して、ひどく悪い結果になりそうでないことなら何でも試してみたら？　また何か良いことが見つかっておもしろいかもね、と思う。そこが少し違うな。

77新生児期に固有にみられ発達とともに消失していく反射。脳幹部下位中枢の機能が胎齢とともに発達し、出生後加齢とともに消失していく。吸引反射（吸啜反射）、把握反射などがあり筋トーヌスの所見と合わせて神経学的診察に利用される（※5）。

78灰谷自身による明確な定義は見つけられなかった。ただし五二・五三ページに脳の三層構造として、〈脳幹＝爬虫類（・魚類）の脳、大脳辺縁系＝哺乳類の脳、大脳新皮質＝ヒトの脳〉とする図がある。

白柳　そうですね。
神田橋　あなたの辞書には〈おもしろ半分〉ってのがあんまりない。
白柳　プロとして薦めるときには、そうです。自分勝手に何かする分にはありですけど。
神田橋　そこがボクの中には、プロからアマチュアから子どもまでが常にいっしょにいて、ごちゃまぜに動いているから。
白柳　私は、藁をもすがる思いでいる人に、藁を投げかける振りをして藁でないものを投げたくないな、と思うので。藁じゃないよ、藁じゃないけど試してごらん、と言うときは、相当、藁じゃないことを言います。
神田橋　ああ。ボクは大抵のことは藁だよと言って投げる。
白柳　（苦笑）わからん。私はそこは、ようしませんねぇ。
神田橋　試してみたら結果はわかるよ、というような気分ですね。そこが違う。だけどこれは、どこからこの違いが出てくるかというと、いちばん最初から、ボクはあんまり苦労していないんだ。
白柳　苦労？
神田橋　苦労。楽しく生きてる。で、だんだん苦労している。それだと思う。ボクには、自分はどんな仕事に就いたらよかろうかって熱心に悩んだりするような世界はない。そんな道は通ってないから。
白柳　うー……ん。その差、でしょうか？
神田橋　うん、その差だと思うけどな。

白柳　そうかなあ。

神田橋　まあ、かなり体質的には近いんだよね。何か、確かでないものは落ち着かないという感じ。で、あなたは確かなものを追求していく。ボクは、何も確かじゃないよ、ということで遊んでいるというか。だから処理の仕方が違う。——ところでボクと出会ってから、あなたの技術には何か変化がありました？　たとえばボクは、〈自然治癒力は、〈とりあえず折り合いをつける〉作業である〉という考えが出てきたのはあなたと会ってからです。それまでは、〈自然治癒力は、良い方向に行く〉というような概念だったのが、〈とりあえずなんとか間に合わせる〉に変わった。

白柳　ふうん。

神田橋　そうすると、自然治癒力という言葉がいままでの、なにか素敵なふうなことでなくなって、メカニカルな概念になって納得できる、というのはあなたと会ってから考えたことなの。それまでは、〈自然治癒力〉は何かを説明するための説明概念としてはちょっと甘いから、脇に措いていた。でも〈折り合いをつける〉と理解すると、ボクがそれより前から考えていた〈生命体は複雑系である〉ということと相性が良い。だからそれで『精神分析ノート』が、かなりすっきりしたものになったんです。

白柳　そうですか。私が先生とお会いしてから変わったことは……技法的なことより、接客部分での変化が大きかったです。——それはそうですよね、先生は心理屋さんなのですから。

神田橋　いままで〈身体〉と会っていたのが、〈いのち〉と会うようになったような感じはある？　〈身体というのち〉と会っていたのが、〈心身一如としてのいのち〉と会っている感じに変わったようなことは？

白柳　うーん……私には良い意味で、先生が聞かれると悪い意味にとられる気がしますけど、〈ここは私の範囲じゃないな〉という意味での見切り・見極めがよくなりました。

神田橋　ああ、それは良いよ。

白柳　良いことですか？

神田橋　うん。それはすばらしい。それで、ジャネと同じ位置になるわけでしょう。

白柳　——あ、そうか！

神田橋　ジャネは、もともと人間は統一体なんだけど、身体からする方法については、私はその領分にはいない、ということだから。

白柳　では私は先生にお会いする前からジャネの反対側にいる気分でいましたけど、お会いしてからなのか……。

神田橋　いや、「と思っていた」が真ん中にくる。「自分が確立した」と言っている人で、「ああ、そういえば私は前からそうだった」と思わない人は、かぶれているか洗脳されているかだよ（笑）。ほんとに確立した人は、「ああ、そういえば昔から私はそうだったわ」。そう思うならば、確立してるんだ。ボクはいつでもそうですね。「あ、そういえば私は子ども時代に戻っただけだ」と思う。で、そう思うたびに確立していく。子ども時代に思っていたことは正しかった、って。だからあなたが指先で生きる仕事をしようと思ったのは、あなたには正しかったってことでしょう。

白柳　そうです。それはそうです。

神田橋　あとは、その周りにいろいろ付属物が付いただけで。

白柳　――先生は、心的なことも身体的なこともご自分が立て直したいと思われるでしょう？

神田橋　うーん、ボクは身体的なことは、本来、興味はなかったね。

白柳　そうなのですか？

神田橋　うん。興味はなかったけども、自分の身体的なものにはめちゃくちゃ興味があった。身体が弱かったからね。それが人の身体にも広がったということです。

白柳　私は身体の施術屋ですが、お客さんから、私としゃべって元気になったと言われることがあります。でも別のいくらかの人には、私が妙な仕方で揺さぶったように思うことがあります。これは……どうしたものでしょう？　揺さぶらないように応対するほうがいいのか……。先生の場合は、揺さぶった後に抱えられるでしょう？

神田橋　うん。

白柳　でもその抱えるは、私にはできません。であるなら私のところで揺さぶらないほうがいいのか、それとも――

神田橋　いや、抱える分は、身体を施術することですれば、できると思うけどな。

白柳　施術している部分に関してはおっしゃるとおり抱えているのだろうと思います。でも言葉で揺さぶると、言葉で抱えることが必要になるでしょう？

神田橋　えーっと、……まもなくできるようになるよ。

白柳　まもなく（笑）。なんで〈まもなく〉なのですか？

神田橋　あなたが〈まとめプリント〉に書いていたけれど、身体にも心にも使える言葉で話すようにすれば、身体の施術で抱えることのできるような、身体の揺さぶりしか出てこないから。

白柳　では私は、いまはまだ、身体の言葉と心の言葉を分けて話していて、しかも心の言葉に標的を置き過ぎているということですか？

神田橋　そうです。

白柳　はぁー。

神田橋　だから、自分は身体側にいるのだから、心のほうにもメタフォリカルに、メタファーとしてはつながるけれども本来は身体の言葉である、と思う言葉で話すようにすれば良い。

白柳　施術中に、心的な話題を向けてこられたとするでしょう。たとえば学校のことで悩んでいまして、とか。でもこれは日常会話・雑談のレベルで、心的な話でもあるでしょう。

神田橋　うーん……その〈学校で苦労している人〉というのは誰ですか？

白柳　あ、すみません、いまのは単なる例でした。

神田橋　じゃあたとえば学校で苦労しているのが子どもさんだとしたら、親御さんに、「その子が学校から帰られたときに、すぐにお風呂に入るとリラックスするかな」とか。

白柳　苦労していると聞いても、苦労の話に焦点を合わせるのではなくて、身体をゆるめたら楽にならないか、という話にするということですか？

神田橋　うん。
白柳　はあー……。
神田橋　「やっぱり、苦労しているお子さんは、朝、出ていくときにも肩に力が入ったりするように、見てて見えますか？」とか。「よし、と張り切って行ってるんでしょうね」とか。そうやって言うことで、子どもの学校での苦労を身体のレベルで少しでもサポートしてやろう、というような意欲や感覚がお母さんに育つようにしてやれば、良いよ。
白柳　職場のAさんとBさんがね、とか言われても、たとえば「その二人の様子を見ていたらあなたの肩こりがきつくなりますか？」という話で応えるのであって、AさんとBさんの話に私が巻き込まれないように、ということですか？
神田橋　そう、巻き込まれないように。
白柳　ああ……。
神田橋　「いまの話を聞くと、Aさんはなんだか固い人のようだけど、見たところ、身体も固い感じですか？」とか。
白柳　その応答はしたことがないですね——っ。あ——……。
神田橋　全部、こちらの領分の言葉に置き換えて。
白柳　そうすると結局、私がいいように巻き込まれているということですか？
神田橋　そうですね。
白柳　そうかぁ。いや、なんか私が悪いんじゃないかと思っていたのです……。

神田橋　悪くはないんですけど。まだ技術が――そこまで広げるための、その領分まで踏み込むための、心側の技術がまだ整理されていないから。だからそこに入ったときは素人ですから。

白柳　はい、そうです。

神田橋　心の領分に入るときも、身体の施術をしているプロフェッショナルとして入っていくようにすれば、できると思うけどな。

白柳　――すごい！　そうですね。

神田橋　そうするとジャネに近づくよ。

白柳　（苦笑）――はぁ～……。

二　二〇一六年八月九日

三　二〇一六年九月六日

白柳　今日は先に、言葉の定義についてお訊きしていいですか。〈まとめプリント〉にも書きましたけど、先生が臨床の場で使われる〈診断名〉とＤＳＭ[79]で定義される診断名とは、意味が異なるでしょう。たとえば発達障害は――

神田橋　発達障害の理解はだいたい固定してきたね。脳の発達の凸凹[80]で、能力に凸凹がある。なかでも目立つのがコミュニケーション能力の凸凹。コミュニケーション能力がよくないから、一般に社会生活が下手である――そういう状態が発達障害で、発達障害がある人というのは、自閉症スペクトラムに係わってくる。

白柳　双極性障害[81]はどうですか？

神田橋　双極性障害は、双極性障害という現象系、ですね。双極性障害というのは現象でしょう。

白柳　〈気分の波〉[82]、という現象。

神田橋　はい。これはボクは、もうひとつ底にある問題に対する反応だと思っているんです。つまりボクがいつも言う〈気分屋的に生きれば気分は安定する〉[83]。ふつうの人よりも揺れが大きく生きるように生まれてきている脳が、それを制御されるゆえに大揺れになる。

白柳　だからあんまり制御はせずに、「自分はこういう体質なんだ、そもそも揺れるものなんだ」というつきあい方をすると、時間で変わるとか発達していくことはないけれども、自分の気質とのつきあい方でなんとかやっていける。

79米国精神医学会作成の精神疾患の診断・統計マニュアル。第一版は一九五二年、第二版は一九六八年に作られたが、一九八〇年に作られた第三版から大きな方法論的改革があり、症状記述的、操作的な診断基準の明確化、多軸診断システムの採用、従来米国で重視されなかった概念、新分類名が採用された。日本でも、ＤＳＭ─Ⅲ以来賛否両論を重ねているが、操作的診断基準のひとつとして広く併用されつつある（※５）。

80杉山登志郎の用語による。発達凸凹は〈生来の認知特性に峰と谷がある凸凹をもつ子どもと大人〉のことで、その発達凸凹に適応障害が加わった状態を発達障害とする、と定義される（『杉山登志郎著作集③児童青年精神医学の新世紀』所収の「成人の発達障害」より）。

81従来、躁うつ病と呼ばれてきたもの。大うつ病の期間と躁病の期間を呈する。大うつ病の期間に発症した際には大うつ病（単極性うつ病）との鑑別が困難であることや軽躁状態は見逃されやすいことから、適切な診断・治療導入までに長期間を要することも少なくない。しかし双極性障害と大うつ病性障害の大うつ病期に対する治療法は大きく異なるため、可能な限り早期の適切な診断が重要な課題となる（※３）。

82気分とは感情のうち、ゆるやかに持続するものを指す。性格によって規定される部分が大きいが、同一人でも日によって微妙に変化することはよく知られているとおりであり、シュナイダー（Schneider K）はそれを基底気分と呼んで、心理学的に解明できない限界概念であるとした。すなわち精神分析で解明可能な無意識とも異なるとされる（※５）。双極性障害の人が軽躁病期と大うつ病期を繰り返すことを、神田橋は〈気分の波〉と呼んでいる。

83「双極性障害の診断と治療」（『私の臨床精神医学　九大精神科講演録』創元社、二〇一四所収）など。

神田橋　そうです。だから双極性障害の人は、自分を取り巻く状況を、自分の体質に合うように自分で変化させるという仕方で適応していく。自分が環境に適応するんでなくて。自分の波に合うような環境を設《しつら》えて、そこに適応的な外界を創っていく仕方で、やっていけばいい。それが、双極性障害の人が事業に成功したり、いろんな良い仕事をしたりする理由なんです。

白柳　はい。

神田橋　双極性障害の人は自分を変えるのではなくて、自分に合うように外界を変える・外界を設定する仕方で自分に合った環境を探していくと良い。それは放浪とかそういうのでも良いですしね。

白柳　はい。――愛着障害については、ずいぶん以前にも先生に教えていただいたことがありまして、そのときの私は、先生のおっしゃる愛着障害は、〈ずーっと危機感を抱いている状態〉のことだと理解して、「〈愛着障害〉という名前より〈危機意識保全症〉とか、そんな名前のほうがイメージしやすいです」と言うと、先生からは「内容の理解は合っている」と言っていただいたことがありました。

神田橋　そうですね。ボクの理解するところでは、ヒトを含む哺乳動物は、発達の途中のいろいろな時期に、愛情を向け・愛情を返される関係――愛情を向けたり向けられたりする相手との関係が生活の重要な一部になる時期のあることが、調った精神発達のためには必要なんです。その時期が欠如したり不安定であったりすると、発達の中に心の傷として残る。それが愛着障害です。そしてその傷が、類似の外界適応場面でフラッシュバックするために、その傷と意味的に重なり合う関係がうまくできなくなる。

白柳　では、もしもその人に二回目の類似状況が生じなかったとしたら、その人の愛着障害は見えないままなのですか？

神田橋　そうです。だから類似の愛着関係の場を避けるように振舞って、そういう生活パターンを身につけることで、愛着障害を乗り越えている人が結構います。それが見かけ上、軽度発達障害による自閉症[84]との区別を困難にしている。発達障害の場合も、関係の場がうまくできないから、自閉することがあるんです。

白柳　それは、その人のその時点の脳では、環境というすごく複雑でデータ量の多いものを処理できないから、ですか？

神田橋　うん。自閉すれば、そういう場面は避けられる。

白柳　発達障害は脳の都合で関係を避けて、愛着障害はフラッシュバックの都合で、傷ついたときと同じ状況を避ける。

神田橋　いや、愛着の場が含まれるような状況を避けるんです。場の全体を避けるから、一見自閉症と同じように見える。見えるけれども、愛着関係が生じてくる心配がない状況、愛着関係が混

84小児自閉症。一九四三年カナーによって報告された児童期精神障害の一つ。性差は男児にやや多く、最近では脳機能障害によると考えられつつある。症状としては①相互的な社会関係における質的異常、②コミュニケーションにおける質的異常、③行動や興味および活動性のパターンが制限され反復的・常同的であることが挙げられる（※5）。

じることがないと確信が持てる場面では、自閉は採らない。その違いで、現象的には区別できます。

白柳　ふう……ん。

神田橋　愛着障害の自閉は、偶然に、愛情関係が登場するような場に接したときに、思いがけない破綻をきたすことがあります。たとえば社会的に地位の高い人がバーの女の子に入れ込んで崩れたりすることがあるでしょう。あれは愛着障害を持っている人が、愛着場面でうまく、程よい関係を作ることができないから、それをしないで、他の面だけで処理して、立派な偉い人間になって、社会的地位を築いていた。それが崩れた、ということです。

白柳　そういう話なのですか？

神田橋　そうです。だからそういう人は、社会的に成功しても自分の中に空虚を抱えている。そしてその空虚を表に出すと傷つきが出てくるから、空虚をじっと仕舞っている。それでお金儲けができたり社会的地位ができたりしているんだけど、その空虚を満たそうという欲求がなまじっか出てきたら、全体ががちゃがちゃになる。

白柳　ふう……ん。

神田橋　だから全般的コミュニケーションの障害を避けるための発達障害による自閉と、愛情的対象関係という場だけを避けて、むしろしばしばそれ以外の関係では活発に活動する、そういう工夫をしている人たちの愛着障害による自閉とがあるんです。

白柳　その見分け方はありますか？

神田橋　見分けるのは簡単です。愛着障害の人には何か、寂しいな、寂しい影があるな、と感じるから。

白柳　〈発達障害はあって愛着障害はない〉人と〈愛着障害はあって発達障害はない〉人との区別はつけやすいかもしれませんけど、両方ある人の場合は、どちらがメインの診断なのか区別がつけにくそうですね。

神田橋　つけにくいです。そしてしばしば、発達障害がある人は、外側の愛着状況は調っているにも係わらず、本人にその愛情を消化・享受する能力がないために、愛着障害が起こってくる。一所懸命、愛情をかけて親は育てているけれど、子どもの側が味音痴だったためにそれがよくわからなくて、ごちゃごちゃされてかなわん、となる場合。その場合は、愛着障害はあるし、発達障害もある。

白柳　はい。

神田橋　通常の人間関係においては、〈情け〉をやり取りする要素が、どうしても入ってくるのです。そうしてそこで、傷つきが露呈する。――簡単にいうと、ふつう我々は、人間との間で傷つくわけです、成長の過程でね。でも犬との関係ではそういう傷つきが起こりにくいから、愛着障害のある人は、犬や猫と楽しく付き合っている。ところが、五歳のときに自分の好きだった犬が自動車にはねられて死んだというような経験をしていたら、もう犬とは、とてもじゃないけど付き合えないよね。姿が見えなくなったら「どうしたんだろう」となって「犬はやっぱり繋いどかなきゃならん」となる。これは、犬との間に愛着障害の傷を抱えているので〈犬が苦手〉になっている。犬が大好きなんだけど、犬はとても重荷だ、となる。

白柳　一度ロスを——喪失を経験しているから。

神田橋　その場合、新しい犬とずっと付き合っているうちに、ロスによる傷が癒やされることが起こりうる。前の犬の死は前の犬のことで、いまの犬のこととは別の話だ、となって。それが、通常の愛着障害の治療です。

白柳　はい。

神田橋　二匹目の犬との関係の中でフラッシュバックが起こって、そうしてそれが癒やされると、一匹目の犬の死が過去のものになる。けれど、二匹目の犬との間でフラッシュバックが起こらないような関係ばかりを続けていると、先の傷は癒やされない。

白柳　フラッシュバックを起こさせずに付き合うなんて、できるのですか？

神田橋　いつも家の中に入れておいて、外に行かさないようにすればできるよ。いなくなるとフラッシュバックするわけだから。

白柳　二匹目の犬を見て一匹目を思い出すとか、二匹目をかわいがっているときにふと「ああ、もう一匹目は愛せないのに」と感じるとか、そういうことでフラッシュバックは起こりませんか？

神田橋　徐々に起こって、癒やされていく。多くはね。

白柳　それを起こさせずに二匹目の犬をかわいがる、は可能ですか？

神田橋　犬の場合は、少しむつかしいかもしれない。人間の場合は、しているね、みんなね。

白柳　一人目を忘れて、二人目だけ、と？

神田橋　うん。そうすると、二人目の子どもが病気になった瞬間に、わあっとフラッシュバックが起こる。そしてその病気がよくなって、よくなったら「ああ、病気になってもみんなが死ぬわけじゃなかったんだ。あの子は死んだけど、この子はちゃんと助かった」となって、そうなると、一人目が死んだことは癒やされないけれど、そのことで現在まで引きずってきていたエネルギーだけは癒やされる。

白柳　犬の場合は、二匹目をかわいがっていたら、一匹目が死んだことまで癒やされるのですか？

神田橋　いや、そこは癒やされない。そこから引きずってきている、自分の頭の中の情動パターンが癒やされる。

白柳　ああ、〈二度あることが三度あるとは限らない〉という形で癒やされるのですか。……では、一度目のことを、一度目のこととして癒やす方法はありますか？

神田橋　ないですね。ないと思います。

白柳　……これは以前に先生からお聞きしたことですが、いわゆるボーダーラインケース（境界例）は、愛着障害をもつ人がフラッシュバックを起こしている状態であって、その治療はフラッシュバックを起こさなくすることしかない、と言っておられたでしょう。

神田橋　はい。そうです。

白柳　それは根本にある一度目の状態は治せないから、ということですか？

神田橋　そうです。

白柳　自力でなんとか立ち直る人はおられるかもしれないけれど、治療的な意味での治し方は、まだいまのところわかっていないということですか？

神田橋　自力で立ち直る人はおられるかもしれません。でもおそらく、治せないと思う。どうしてかというと、我々の中にある「なつかしいなあ」「あのときのことを思い出すと甘酸っぱい味が湧くなあ」という感覚と、フラッシュバックは同じものですから。同じメカニズムですから。

白柳　そうか。〈大事な思い出〉の一つになってしまっているから――

神田橋　〈重大な〉、ね。重大な、意味深い記憶になっている。それが意味浅い記憶にはならないんです。ただ〈いま〉と切り離されるだけで。だから思い出せばやっぱり悲しくなるし。だけど〈いま〉とのつながりは消える。

白柳　はい……。

神田橋　たとえば子どもの頃に蛇に咬まれた人がいるでしょう。そうするとその人は蛇が怖いでしょう。それでも何かの都合で蛇をどうにかしないといけないとすると、蛇の扱いがとても上手になる。蛇が咬んできてもパッと避けたりして。ぎゃっ、蛇が来たっと、フラッシュバックでうろたえることはなくなる。そして「おれはむかし蛇に咬まれてな。それからずっと蛇が怖かったんだ」と孫に話したりして。「あのときは怖かったな」と。

白柳　でもいまもまだ怖いのでしょう？　一回目の怖さはまだ残っているのでしょう？

神田橋　残っている。だから孫が蛇のところに行ったら血相を変えて、「おい、危ないぞ！」と反応する。学習は、情緒的な負荷が付いていなければ、学習としての意味合いはないんです。孫が蛇のところに行ったときに、「わしはむかし、咬まれたことがあったんだよ。おまえも咬まれるのかな」と収まっているようであれば、コンピューターみたいなものだ。そうでなくて、自分が咬まれたときの子どもとしての恐怖と泣き叫んだ記憶というのが孫のほうにパッと移って、「危ない危ない！」「いかんぞ！」とならないと。これは、蛇に咬まれたことが一度もないおじいさんとでは、対応が違うんです。

白柳　知識だけで「危ない」と言っているのではない。

神田橋　だけど咬まれたことのあるおじいさんでも、その蛇への恐怖反応は、日常生活の中には入ってこない。もうそれは、歴史上の出来事になっている。

白柳　日常生活の中に入ってこないのは、蛇と孫のセットを目にして初めて、フラッシュバックが起こるから、ですか。蛇だけなら、「怖いものだよ」と平静に言っていられるけれど、そこに孫が組み合わされると「ああっ！」となる。

神田橋　そうです。だから、情緒を伴わない経験は身につかない、というのはそういうことです。記憶にただプリントされているだけの記憶は、人生には役に立たない。そしてこの情緒を伴った記憶とフラッシュバックとは同じことなんです。脳のメカニズム的に。

白柳　はい。

神田橋　そしてここで問題になってくるのが〈胎児期の愛着障害〉です。フラッシュバックを起こしても――、たとえば〈親である自分〉が〈わが子〉に対して何らかの反応をしたとしても、記憶があれば、それをたどって、いま自分のした反応が〈子であった自分〉と〈その親〉との関係を反復したものだと気づけるかもしれない。ところが〈胎児期の愛着障害〉は記憶がないから。だから〈ここにフラッシュバックが起こっている〉ということが認識できないんです。フラッシュバックしてくるのは〈気分〉だけだから。そして気分だけだから、癒やされることはない。

白柳　たとえば胎児期から五歳まで愛着障害のない人がいたとして、その人が六歳になって初めて愛着障害を引き起こすような事態に直面したとします。

神田橋　たとえば親が浮気した、とかね。親が浮気して夫婦げんかで家の中ががちゃがちゃになって、お母さんが家出した、とかね。

白柳　ぐ、具体的ですね。——そういう事態があったとしても、それが生後のことであれば、記憶の部分で癒やしうる。ただ、いくつのときの傷であっても、経験そのものの厚みは癒やせない。癒やせないけれど、胎児期以外の心の傷は、後へ引きずらなくはさせられる、ということですか。

神田橋　そうです。それが認識というものの力です。認識によって乗り越える。

白柳　悲しいことがあったけれど、もう過去のことだなあ、と認識することで癒やされる。……では、適応障害[85]はどうですか？

神田橋　発達障害と愛着障害は、原因を、その人の歴史に求めて付けたラベルです。それに対して適応障害は、〈いま〉。いまの本人の能力と、いま本人が置かれている状況とが、うまく調和していない、調和させることに失敗した状態が適応障害です。

白柳　はい。

神田橋　ですから適応障害を起こす人には、愛着障害を持っているがゆえに適応障害を起こす人もあるし、発達障害を持っているがゆえに適応障害を起こす人もあるし、両方持っている人は著しく適応障害を起こしやすい。

白柳　そして両方持っていなくても、能力と状況とが調和しなければ適応障害は起こりうる。

神田橋　そうです。そういうことも起こります。ボクたちがとてもお世話になった人で、精神病院の院長がおられます。もう亡くなられましたけど。そのかたが、むかし、ご夫婦でロンドンに遊びに来られたから、ボクがいっしょにごはんを食べに行ったりしたんです。そうすると、明らかに様子がおかしい。物を忘れたり、これどうするんだっけと言ったり。それでボクは、先生もついにお年かと思った。そのときは丁寧に付き添って、そうして日本に帰られた。その後、ボクがロンドンから帰ったら、「あのときはお世話になった」と言って一晩招待してくださった。そうしたら以前のままの先生なの。むかしと同じ、頭の非常に良い、気配りのうまくできるすばらしい先生。びっくりした。これが適応障害。

白柳　そんなに簡単に起こるのですか？

神田橋　もうあのとき先生はお年だったから、場への適応力が落ちているのもあるけれど。適応力の落ちた状態で、外国という、あまりにも異質な情報のたくさんありすぎて、しかもそれを同時並行的に処理しなければならない場にいることで適応障害を起こしている。その姿が、こちらから見ていると、現象としては認知症なんだ。認知活動が全然、もうめちゃくちゃなんだから。

85 環境変化や心理社会的ストレスにより、家庭・学校・職場などでの目的に合った行動が困難となったり、自らの心理的満足が得られなくなった状態。近年の精神医学領域での適応障害とは、そのような不適応の結果として情緒面や行為の上で特有の症状を示す精神疾患の一範疇として定義されている（※5）。

白柳　それは英語が使えるとか使えないだけのことではないのでしょうね。

神田橋　英語も多少は使えただろうけど、初めての外国旅行だったから。

白柳　ロンドンでその先生が治療を受けられたとして、診断が正しく適応障害と付いた場合、必要な処置は〈本人が適応していくための時間〉だけですか？

神田橋　そうです。まずはできるだけホテルの中にいて、ホテルの中の生活に慣れたら、近所に買い物に行ったりして。そうして馴染んでいけば、一ヵ月もすれば治ります。その場に合わせる能力の潜在している部分が、刺激によって引っぱり出されますから。トレーニングとはそういうものです。外側からの刺激に引っぱり出されて能力が高まる。それにはある程度、時間がかかる。だから、「適応障害だけど時間とともに解決するわ」「急がずじっくり、一歩ずつ踏みしめて行きなさい」という助言だけで済む適応障害の人もいっぱいいるわけです。これをあなたの場合でいえば、「階段の上り下りさえしなければ施術の必要のない人」ということがあるでしょう。

白柳　ああ。ありますあります（笑）。

神田橋　それと同じ。

白柳　……先生が使われる言葉の、大まかなイメージは確認できたと思います。――ところでこの〈まとめプリント〉は先生の診察を陪席していて私なりに理解したところをまとめたものだったのですが、今日お話をお聞きするに先駆けて『精神療法面接のコツ』を読み返しましたら、〈抱え[86]〉と〈揺さぶり[87]〉が抜けていたことに気づきました。ですので今日は、前回までの内容に加えて、抱えと揺さぶりについてもお聞きすると、先生の考え方の大枠が押さえられるだろう。そんなふうに考えながら、懇意にしていただいている臨床心理士・精神科医の方々に、「技法的なことで訊いておくべき話があれば教えてください」と相談すると、「先生の技術を習得しようと思っても、何から勉強すれば良いかがよくわからない」と言われました。

神田橋　ふーん……、ふん。

白柳　で、これはあるお医者さんがおっしゃったことですが、そのかたは、先生がお若いときに書かれたカルテをご覧になったことがあるそうで、「神田橋先生は、極めて〈ふつう〉の精神科医の時期を丁寧に過ごされた後で独自の仕方にたどり着いておられるのであって、初めから変わったことをしておられたわけではない。いわゆる〈ふつう〉の精神科医の仕事を丁寧に積み重ねる中で、馴染まない技法なり理論なりは捨てて、合うものは取り入れて、ということをされているから、できあがったものを見ると、何から学べばいいのか、何から手をつければいいのかがわからないけれども、結果的には、一つ一つのことをきっちりしてきたに過ぎない部分はある」というようなことを言われました。

神田橋　うん。

白柳　先生の技法について私が訊こうと思っていたことからは、〈習い方〉という視点が抜けてい

86『精神療法面接のコツ』では主体を囲む保護環境として定義される。精神療法においては、治療者と患者との関係が生み出す安住の環境が相当する。

87『精神療法面接のコツ』によると、抱えられた中で主体の治癒は進んでいくが、停滞あるいは一種の平衡状態に陥ったときにその状況を刺激する必要悪の作用をいう。

ました。〈何が見えているか〉より〈何を見ようとしているか〉、治療のゴールとしてその時々で何を目指しているのか——これは〈患者さんに沿う〉、〈患者さんもご家族も含めた環境全体のありようを良くしようと思う〉、〈患者さんとご家族の人間関係を特に良くしようと思う〉など、そのそれぞれで目指すことは異なるはずで、その振り幅の中で、何をゴールとするのか。ゴールとまでいわなくても、その都度都度の判断目標を何に置いておられるのか、そういったことを教えてほしい、と言われました。

神田橋　うーん……。そうだね、難しいね。——いま思い返してみると、当時主流になっていたオーソドックスな精神医学を身につけて、それに沿って動いていくことをしながら、自分の中に湧いてくる違和感にとても捉われていたような気がするね。そして違和感に捉われていたとすると、それはいまのボクの言葉でいえば、揺さぶるわけだよね、自分をね。

白柳　はい。

神田橋　それで、まあ、みんなに議論をふっかけたりなんかする。そうすると、議論につきあってくれる集団があるんです、仲間とか、先輩・後輩とかね。それが、抱えの原型です。おまえの言うことも一理あるな、とか、私も同じこと思っていたよ、とか、だけども、とか。相手をしてくれる。

白柳　はい。

神田橋　封殺せずに相手をして、違うと言ってみたり賛成してみたりしてごちゃごちゃごちゃごちゃやってくれる中に漂っている〈抱えという雰囲気〉がある。それが原型だろうと思う。そしてその原型が、ボクの中でうまく作用していってたのは、実はそういう、抱えの中でごちゃごちゃ言いたいこと言って、はみ出したりなんかしながらも抱えられているという場のありようが、ボクにとってはとても馴染み深いものだった。ここが、愛着障害の人の不幸と繋がるんです。たとえばそういう場が設定されても、それが当人にとって馴染み深くないと、それは新しい体験・初めての体験になりますから、揺さぶりになる。

白柳　はい。

神田橋　そういう構造なんだと思う。だからそうすると今度は、技法的なことがある程度完成してきたいまのボクからいうと、ともかくその人が、その患者さんが、小さく自由に動けるような雰囲気を設定する。なるほどね、とか、それは一理あるね、とか。その人が議論好きな人だったら議論の相手になったりとか、その人の体験記憶の中に既に存在しているもの、さして違和感のないような場を設定する。場の調子を相手に合わせることが、抱えになるんです。

白柳　ふぅん……。

神田橋　受容――受け入れる、というでしょう。受け入れるという言葉が、少し粗雑に使われているんだろうと思うの。〈受け入れる〉をやめて、〈馴染みやすい〉に替えたほうが良いかな、と思う。

白柳　それは抱えるに対してですか?

神田橋　うん。〈受容〉と〈抱え〉がほとんど同じ意味のように受け取られているけれど、抱えというのは、向こうの持っているさまざまな対応のテクニックとか対応の習慣、そういう習慣パターンが使いやすいような場を設定することなんです。それが抱え。そしてこの慣れ親しんだ状況

──、状況というのは正確にいうと、その個体も含めた・その個体が入っている状況だけど、それが慣れ親しんだ場であればあるほど、抱えになるし、その中でその人らしさが展開していく。で、そうなると自然に変革が起こってくる。本人の中に、変革していこうという志向性があるならば。

白柳　それは、その人らしさの中に〈変わりたい〉という欲もあるならば、変わりたいという欲ごと自由になる、自由にできるようになる、ということですか？

神田橋　そうです。でそれを見守っているふうになると、ほとんど、植物に適度の水と適度の光を与えているのと同じような感じになる。

白柳　これは〈まとめプリント〉にも少し書きましたが、私が『精神療法面接のコツ』を読んだり、私自身が先生にしていただいたことを思い返したりして理解したのは、ある人が何か言うでしょう。それに対して応えるときは、発言者や場の雰囲気によって、応えの幅はかなり決まっているのだと思いました。期待されている応えの幅、といいますか。

神田橋　ああ、うん、そうだね。

白柳　応えの幅には、より本人の視点に近い、その人にとって〈期待通りの応え〉に近いものから、〈想定外だったけれど聞けば納得の応え〉に至るまでグラデーションがあって、──そのことを私は〈本人が見る窓の外の景色〉のイメージで捉えていましたが、その〈視野〉と〈視点〉とが一致した形で応答が返ってくると、ものすごく抱え的に感じるのだと理解しました。

神田橋　そうです！

白柳　そしてその視点とはズレた、でも視野からは外れていない応えを返されると、それが揺さぶりになるのだろう、と。
神田橋　そうです。
白柳　そうすると先生の技法を継ぐときに必要なのは、〈相手の視野の広さとかそこに見える景色をどうやって見極めるのか？〉なのですが――。
神田橋　うん。そこが、操作と診断の関係なんです。
白柳　――あ、操作してみて外れているかどうかで――。
神田橋　そうです。そうやって、だんだん、向こうの視野がわかってくるわけです。こちらが操作したりして。
白柳　操作の具体的なことですが、患者さん――初診の患者さんを診察室に呼び込むでしょう。その入ってこられた瞬間に、先生はまず、どれほどのことを見ておられます？　結果として何を見ているか、ではなく、まず何を見ようと思っておられますか？
神田橋　うーん……私と、その入ってくる人との〈気の馴染み具合〉だね。
白柳　その馴染み具合が診断に影響するのですか？
神田橋　馴染めば、もうそれで、ある診断は出てきます。初めから馴染む人は、人間関係の中で読んでいくんです。ボクとの人間関係の中で判断して、次の手順に進めば良い。馴染まない人のときには、次に提示する〈ボクのふるまいや何かの雰囲気全体〉に、いくつか、セットがあるんです。そのどれを提示するかは、もうだいたい経験的にわかるけど、初めのうちは、そのどれかをさーっと提示する。そしてその提示と向こうが合えば、あ、この領域だな、と。この、馴染まない人に試験的対応のセットを試してみるときは、技術者の感じです。

白柳　先生の気に馴染んだか・馴染まなかったかで、診断の違いは決定的になるのですか？

神田橋　今後の診断作業の進め方に、決定的な違いが出てくる。

白柳　では馴染んでも・馴染まなくても、そして馴染まない中でどの試験セットが合致したとしても、たとえば神経症[88]なら神経症の診断は下しうる。

神田橋　そう。

白柳　馴染むか・馴染まないかの手がかりは〈診察室に入ってきたときの雰囲気〉とのことでしたが、その判断は、相手がまだ何も話さないうちにもできますか？

神田橋　うん。比較的その判断に影響を与えているのは、入ってきた人が、ボクがしているのと同じようなことをしているかどうかなんだ。

白柳　ぺこっと頭を下げるとか。

神田橋　まずそれでわかる。向こうが、この医療の場というところに、どういうふうに馴染むか、もしくは対峙するか。対峙もひとつの馴染みの形態だから。反発するとか身構えるとか。それをいちばん大事にするんです。そしてそれを見極めるためには、いちばん侵襲[89]的でない刺激をはたらきかけとして出す。侵襲的でなさそうな、というのはまたパターンになるわけだけれど。たとえば、これは緊張しているなと思うと、「イス、どこに座りますかね……？」と訊いてみる。そして「いちばん座りやすいところで良いですよ」と言って、入ってきた人が、その言われたことを耳から聞いて、選択することができたなら、それでもう精神療法になってますよね。

白柳　はい。

神田橋　じゃあ、この手でいいな、とか。それで、本人にいつも了解を取って、「これこれのことから聞こうと思うけどどうかな」とか言って、ずっと〈本人の意向が尊重される〉雰囲気を出していく。またたとえば、向こうがこちらと馴染む形で関係を作ろうとする人である場合は、目を合わせてニコッとしてきたりなんかします。そうするとボクは、「あら、遠いところから来たのね」と言ったりする。

白柳　なぜですか？

神田橋　馴染みの関係のときに使うでしょう、「よくいらっしゃいました」「どちらからおいでですか」とか、そういう世間一般の〈馴染み関係〉のときの挨拶。「今日は暑かったですね」といったお天気の話題とか。

88 心理的原因によって惹起される精神および身体の反応で、機能障害を症状とする疾患。発症には性格要因と環境要因が関与している。精神症状の中心は不安で、身体症状としてはいわゆる自律神経失調性の不定愁訴が訴えられる。神経症の分類は研究者とそれぞれの立場や理論によって多岐にわたるため、神経症概念はＩＣＤ―10およびＤＳＭ―Ⅲ以降は使用されず、それぞれ神経症性障害、ストレス関連障害および身体表現性障害（ＩＣＤ―10）、気分障害、不安障害、転換性障害、身体表現性障害（ＤＳＭ―Ⅲ）などに分離、分類されている（※5、3）。

89 ※1の第三版によると、医療において生体内の恒常性を乱す可能性のある外部からの刺激。外科手術、感染、中毒など。

白柳　あ、そうか。「どれでも好きなイスをどうぞ」と言っているときは、いきなり選択の話になっていて、世間話は超えているということですか。

神田橋　そう、超えている。世間話どころじゃないんです、〈いま、精神科の診察室という非日常的な場に来ている〉、そのことへのリアクションが問題なんです。だから、この緊急事態にどう対処していくかを、助けるようにする。緊急事態だからこそ愛想よくして、愛想関係で、「まぁ、いらっしゃいませ」というような感じで関係を作ってそこを乗り切っていこうとする感じの人がいたとしたら、これはこのレベルだなあ、とか。エチケットとか愛想とか世間話とかが一番馴染む人だなあと思って、こちらはそれを出していく。「あれ、今日福岡から来たの」とか言って。

白柳　いま先生がおっしゃった二つの対応〈イスの選択〉か〈世間話〉かというのはどちらも、馴染む人が相手のときにされるのですか？

神田橋　イヤ――。

白柳　相手が馴染まない人のときにも使うのですか？

神田橋　相手が馴染む人だったら、もう決まっているんです。従来の診断学の本には、相手が馴染む人のときのことしか書いてない。

白柳　それは先生の『精神療法面接のコツ』のことですか？　一般的な診断・面接についての本ですか？

神田橋　一般的な本です。一般的な本にあるのは、まず精神科医が自己紹介をして、「私はなになにです」とか自分の名前を言って。そして、「今日はどういうことでおいでになりましたか？」

とか言う。

白柳　それが馴染む人相手ですか。

神田橋　馴染む人にはボクもそれでいきます。ここには診察に来ていて、自分には訴えがあって、困ったことがあって、それを伝えて何か援助をもらおうと、そういう自覚と姿勢がもうできている。

白柳　〈場に対しての緊張〉よりも、困っていることをどうにかしてくれという〈目的意識〉がきっちり・はっきりしている。それはつまり、先生がもし病院に行かれたとしても、「オレも目的意識をはっきり持って、たとえばここが痛いからどうにかしてくれと言うだろうな」と思う。その部分で共感するということですか？

神田橋　そうです。それが、馴染む人。場のありようが初めから、こちらはサービス業として何か提供しようと思ってる、向こうもそれを思ってる。だから馴染むわけです。

白柳　おうどん屋さんに来て、どこに座るべきか迷うとか、この人は誰だと店員さんを見て固まるとかするのではなく、とりあえず「おうどんちょうだい」と言えるかどうか。

神田橋　そうです。そうすると馴染むわけ。もう入口のところで馴染む。そうすると今度はその次の段階で、人間として馴染むかどうかがまた出てくるけどね。ともかくとっぱなのところは馴染むわけです。向こうのニーズと、こちらのニーズとが合致するから。

白柳　はい。ところで、馴染まない人が相手だったときに提示する試験的対応パターンのセットは、治療者が各自で自分用に作らなければならないものでしょう。先生が、先生の年齢・性別・立場を背景に言われる言葉と、たとえば私が私の背景をもとに言う言葉とでは重みというか雰囲気がぜんぜん違いますから。

神田橋　ええ、向こうはこっちを見て、ある印象を持っていますからね。

白柳　そうすると、先生の試験セットで出された〈神経症〉の診断と、別の人がその人なりの試験セットで出した〈神経症〉の診断とが、内容として一致するかどうか、あるいはまた完全に一致してはいなくても許容される程度のずれかどうかはどうして確認するのですか？　陪席して、実地で照らし合わせることを通して、合わせていくしかないですか？

神田橋　そう、でしょうね……。そこになると、もうちょっと深い話になるんだけど、ボクの『診断面接のコツ』だったかに〈空中に浮かぶ目〉[90]というのがあるでしょう。あれが、それを制御しているんです。ここに二人の関係が流れている、それを空中に浮かぶ目が制御して、判断を教えてくれるわけです。私と相手の両方を見ている。

白柳　あ、いえ、お聞きしたかったのはそこまで深い話ではないのです。たとえば私が先生の診断方式を学びたいと思ったとして、私なりの試験セットを作った。そうして出した私の〈診断〉と先生が出された〈診断〉とが内容として一致するかどうかは――

神田橋　まだ――まだですね。

白柳　まだばらばらですよね。そしてＤＳＭが作られたのは、その〈診断〉内容を一致させましょうという話でしょう。

神田橋　一致させようというか、個体差がなるべくないように。

白柳　ＤＳＭが提示する基準と、本章の最初に先生が説明くださった基準――、ＤＳＭの診断名と先生の〈診断〉は、どうやって合わせるのですか？

神田橋　まあ診断名は無視してますね（笑）。ＤＳＭ、嫌いだから。だから診断名を選ぶときには、まあ、どれにしようかな、と。これがいちばん近いかな、と、近似的に、とりあえず。ボクが治療のためにする〈判断〉と、ラベルとして抽出する〈診断名〉とは、できるだけ近いものを選んでいるだけだね。

白柳　現場で優先するのは〈振り分けていく過程〉であって、診断名は、後でラベリングするだけ。

神田橋　そうです。いい例があります。昨日診た人。いまはまだ診断が決まらないので、一週間に一度診ています――本当は一週間に二度診たいくらいだけど。その人はね、大学を卒業した人です。もう、ひどいうつ状態でね。重症うつ病[91]で、ボクとの馴染みがうまくいかない人なので、〈発達障害による適応障害からきてるうつ病〉かな、と思っていた。関係もあんまりよくないものだから、そう判断してたんです。だけども薬漬けになっているから、これじゃあしようがないと、できるだけ薬を抜いていったんですね。そしたら来始めてもう一ヵ月半くらいになるけれど、多少、馴染みやすい人になったの。

90 神田橋條治『追補　精神科診断面接のコツ』岩崎学術出版社、一九九四、七二頁。

91 気分障害の中心的位置を占め、双極性障害（躁うつ病）と対置される。うつ病という時には双極性障害のうつ病相を含めていることもあるが、（単極性の）うつ病は、双極性障害に比し遺伝的要素は少なく、几帳面、義務・責任感の強いメランコリー親和型性格ないしは執着性格と、状況ないしはストレスとの関連が重視されている。セロトニン、ノルアドレナリンなどの神経伝達物質や間脳・下垂体・副腎皮質系の異常などがいわれ、抗うつ薬が有効である（※5）。

白柳　はあ。

神田橋　話を聞いていてもどこも自然でよくわかる。この人はもう、七、八年くらい、うつ病ということでいろんなところで治療して、認知行動療法[92]を大学病院で受けて……、だけど治らない。ひょっとしたら、双極性Ⅱ型[93]のうつ状態から発していて、そして抗うつ剤を出すものだから〈気分の波〉が動かなくなって、ずーっと低めの安定状態になっている人ではないかといまは考えています。だからどんどん診断名が変わっていくんです。初めが発達障害、それから発達障害の過剰薬物投与という診断が頭の中にあった。でいまは、双極性Ⅱ型の疑い。わずか一ヵ月半で診断名が変わっていく。だからこっちがする治療に合わせて、世の中に通用するように診断名を変えている部分もある。

白柳　はい。

神田橋　別の人ではね、よその病院で、うつ病で治療していた。それで抗うつ薬か何かを出していたら、パーキンソン症状[94]が出てきた。これは、いままで使った薬の副作用としてのパーキンソン症状であろうというので、いろいろ薬を変えてみたけれどよくならない。それで困ってボクが相談を受けたんだけれど、ボクはぱっと見たら脳が見えるから、ああ、これはパーキンソン病[95]だろう、と。

白柳　うつの薬の副作用ではなく。

神田橋　うん。パーキンソン病だった。パーキンソン病の初期に、うつ状態の症状が出ることはけっこう常識的なんだけれど、現場ではそれが全然頭に浮かばなかったらしい。うつ病として二、三年治療歴があって、まあよかったり悪かったりで。ボクは「神経内科[96]に診てもらえ」と助言して、その後に聞いたら、神経内科でパーキンソン病と診断がついて、抗うつ剤は全部やめて、パーキンソンの治療をしているって。

白柳　うーん……。

神田橋　そんな知識はみんな持っている。持っているんだけど、いま目の前にいる人がそうであるということがわからなかった。言われてみて、「ああ、そうか」となるんだ。

白柳　でもたとえば先生に〈検査〉が使えなくて、脳が見えないとして、その人がパーキンソン病かどうかを診断する場合はどうされるのですか？

神田橋　それは、あるんだけどね。

白柳　見分け方が？

92心理療法の一つ。認知の歪みを検証することによって、認知と行動の変容を促し、当面の問題への効果的な対処の仕方を修得させようとする治療法。ベック（Beck AT）によって本格的に発展した（※5）。

93双極性障害のうち躁病相が軽躁に留まるもの。単極性うつ病で経過していたものが、ある時期から軽躁を示すタイプも多く、発症がやや遅くなる。遺伝的要素が強く中等度以上の躁病相を示すI型とは相互に移行しない（※5）。

94次の注95を参照。

95一八一七年、パーキンソンが論文で発表。振戦麻痺。多くは弧発性で中年以後に発症する。無動、固縮、振戦、姿勢反射障害の四運動徴候が主症状で、これらに便秘、膏顔（あぶらがお）などの自律神経症候、うつ状態・思考緩徐などの精神症候を伴う原因不明の進行性の疾患（※5）。

96中枢神経系および末梢神経系の疾患の中で内科的疾患を対象にする（※5）。

神田橋　うん。神経内科の人は脳なんか見えないけど。
白柳　そうですよね。
神田橋　つまり、本物のパーキンソン病のパーキンソン症状と、薬によって生じたパーキンソン類似状態とは、違うのよね、雰囲気が。
白柳　その雰囲気が違うというのは、さきほどから言われている馴染みやすさ・馴染みにくさみたいなことですか？
神田橋　あのね、重篤感が違う。根が深い、という感じがするの、パーキンソン病の場合は。
白柳　それはその、たとえば治すのが難しそうだな、とか？
神田橋　そうそう。
白柳　その治すのが難しそうという感じは、パーキンソン病に罹った人を現に診たことがないと、わからない感じでしょうか？
神田橋　わからないね。〈感じ〉だから。
白柳　では結局は、信頼できる先生・先輩が既に診断を確定させた患者さんに、自分も実際にお会いして、その〈感じ〉の特徴というか手触りみたいなのを自分の中に積みあげていく作業が最初に要るということですか。
神田橋　そうですね。そのいちばんの例が昭和三八年か、――ボクは昭和三七年に精神科医になったんです。で、三八年に三井三池の炭塵爆発[97]があった。
白柳　ああ……、はい。

神田橋　何百人もの人が被害に遭われてね。そのうち半分くらいが亡くなられた。残り数百人が命をとりとめて。で、ボクらはその人たちを診ている。その当時精神科医だった人、とくに若くして精神科医だった人は、もう、みんなね……。その当時はもうそんなに一酸化炭素中毒[98]の軽い人は、ぱっと見たらわかる。だから一酸化炭素中毒による精神症状を診る機会は少なくて、一生の間に一人か二人、精神科医が診るくらいだった。それが数百人も診たんだから。共通した特徴があるでしょう、その雰囲気を覚えているから。だから来たら、ぱっとわかる。一分でわかる。独特の雰囲気があるから。

白柳　はい。

神田橋　これは説明できないんだよ。

白柳　……先生がおっしゃる仕方――、患者さんが来られたときにぱっと馴染むかどうか、あるいは、ある病気に特有の雰囲気を知り、その雰囲気を手掛かりに診断を見分けることをするためには、診断が確定している人に実際に会って、そのときに自分の中に湧きあがる印象を覚えて

97昭和三十八年（一九六三）十一月九日、福岡県大牟田市の三井鉱山三池鉱業所三川鉱第一斜坑の坑口から一・六㎞奥の地点で爆発が発生し、作業員四五八名が死亡、五五五名が重軽傷を負い、八二二名に一酸化炭素中毒の後遺症が残った。政府技術調査団と福岡地方検察庁の発表によれば、原因は炭塵除去作業の不徹底による摩擦火花の引火（日本アソシエーツ編集部編『昭和災害史事典』③、日本アソシエーツ、一九九三より）。

98一酸化炭素（CO）を吸入して発症する中毒。中毒の機序は、一酸化炭素が酸素よりも二〇〇倍以上も強くヘモグロビンと結合し、血液の酸素運搬能を障害することによる。症状は濃度と吸入時間に左右される。中枢神経系以外に、重症例では腎、肺、心なども冒される（※5）。

蓄積する必要がある。それが最初の前提になっている。

神田橋　そうですね。

白柳　自分が蓄積した印象のうち、次に出会う人に当てはまるのはどれか、そして、その自分が当てはめた診断名が他の医師の下す診断名と一致しているかどうかは、答え合わせをしていかないとしようがないですか？

神田橋　しようがない。やっぱり、だから、陪席以外に技術が向上することはないと思う、本当は。〈みんながいちばん欲しい技術〉は言葉を超えているから、スーパーヴィジョンでは身につかないのよ。やっぱり〈赤ひげ[99]〉でないといかん。

白柳　とすると、心理関係職のかたであればカルテを見て、先生は患者さんに何という診断名を付けられたか、自分は何という診断名を予測したかを、すり合わせる必要がある。

神田橋　うーん……。そちらに重点を置くと、永遠に伸びなくなる。

白柳　名前当てみたいになるからですか？

神田橋　うん。

白柳　でも、自分が感じた〈感じ〉に付けた名前と、先生が感じた〈感じ〉に付けられた名前とが、一致しているかどうかを確認しないと、最初の振り分けができないでしょう？

神田橋　それがダメなの。それをやっていたら――

白柳　ではどうやって答え合わせをするのですか？

神田橋　答え合わせは要らないの。人を診るでしょう。この人に、先生はどんなサービスをしたか。

どんなはたらきかけをしたか。それに向こうはどんな応答をしたか。そのプロセスの全体を、頭に覚えることが大事なの。答え合わせのほうに行くと、そのプロセスを頭に吸収していく作業が、答え合わせのところで歪んでしまう。

白柳　プロセスの全体が要るのはわかります。でもたとえば初めて梅干を食べたときに、「この独特の味わいは何?」となる。そしてその味わいをみんなは〈酸っぱい〉と名づけていると知って、「なるほど、これを酸っぱいというのか」。感覚への名付けは後で起こるでしょう。

神田橋　そうです。ええ。

白柳　だから、「あ、この感じは知っている、何月何日に神田橋先生のところで感じたのと同じ印象だわ」とわかっても、それを診断名に置きなおす作業が必要な人たちにしてみれば――

神田橋　それはねぇ、それがとても大事に感じられるのは、問題集の答えを見る習慣からきてるんです。

白柳　(苦笑)

神田橋　だからこう、覚えるでしょう。ああ、この感じだなあ、と。でこういうときは自分はこういう診断を付けるがなあ。先生はどんな診断を付けてるか、念のためにちょっと見てみようと思っ

99「赤ひげ」は、山本周五郎の小説『赤ひげ診療譚』(一九五八)に登場する医師。彼の下で働く若い未熟な医者が、赤ひげの仕事ぶり、人格に接することで医者の使命を自覚していく様が描かれる。一九六五年には、黒澤明監督、三船敏郎主演で『赤ひげ』として映画化された(『日本映画史』第三巻。佐藤忠男、岩波書店、一九九五より)。

て、（ちらっと見る手つきで）はあー、先生と診断が違うわ、とかいってね。この程度で良いの。すり合わせはしない。へえ、とかいって。そのぐらいだと良い。

白柳　でも診断名が違っていたときには、「私はこの〈感じ〉を根拠にこの病名を付けたけれど、先生は何を根拠にこの病名を付けられたのですか？」という話し合いが、時間があるときにできるでしょう？

神田橋　そうそう、それはしたら良いよね。

白柳　自分が感じた〈感じ〉に名前を付ける、先生も、先生が感じられた〈感じ〉に名前を付ける、そのそれぞれの〈感じ〉の中身を、後で答え合わせはしなくてよい、ということですか？

神田橋　いや、したらおもしろいけど、しないほうが豊かだよね。

白柳　でもそうしたら、ずれていたときに、ずれたままになりませんか？

神田橋　そうしたらまたそのずれた状態を持って、自分が患者を診ていくから。そうすると、そのいままでのずれた状態の診方に共通の、ずれた感じがあるよな、というケースが何例か集まると、ものすごく頭のいい人なら、それになんとか症候群という名前を付けて、新しい病名を提唱しようと、なるかもしれん。

白柳　それは、繊細な違和感を拾い集めて、ひとつのグループをまとめた場合のことでしょう。そうではなくて、みんなはそれを神経症と呼んでいるよというのを、一人だけ違う指標で・違う病名を付けていたとしたら、それは陪席した場で「私の指標はずれている」という経験を積み重ねないとわからないでしょう？

神田橋　うん。そのほうが、大成するよ。
白柳　知らないままでいくほうが？
神田橋　比較してね、わあ、違うねぇ、と思って、それを大事にしていくと。
白柳　……そうかなあ。
神田橋　ボクは若いとき、いつも、先輩が付けた病名とかに「そうかなあ」と思ってた。そうやってボクの世界は作られた。でまた、外国の本なんかを読んだりして、自分がそうかな、と思っていた感じに合う技術があったりすると嬉しいよな。ああ、そうだ、これは、あの先輩が知らんかったんだ、って。だけど、〈そうかなあ〉と思うときは、〈違う〉とは思わないんだよ。なァんか納得できないなって思う。それは、先輩の付けている判断は、一応辻褄が合っているからです。
白柳　まったくのペケではない。
神田橋　うん、ペケではない。けど、なんかしっくりせんのよね、という違和感なんだ。そうするとそれが、揺さぶりになる。
白柳　自分への？
神田橋　うん。落ち着かん。落ち着かんでしょう。落ち着かんことは、愉しいでしょう。落ち着くことは、愉しいことじゃあないと思うんだよね、安らぎではあるかもしれないけど。
白柳　でもそうすると〈最初の学び〉はどうやって作られるのでしょう……。いやいや、先輩の付けた名前に先生が違和感を覚える、ということは、その時点でもう、先生の中には〈おそらくこの病気だろう〉という推測ができていたわけでしょう。ということは、おそらくは桜井先生の陪席をされる中で、既に先生は、先生の仕方で桜井先生の診断体系を理解・吸収しておられた。桜井先生の医療を信じて鵜呑みにする仕方で一段階目を学んでおられた。だからこそ、先輩の付ける診断名に違和感を覚えたわけでしょう。

神田橋　一応、勉強とはそういうものだ、ということになっているよね。まずスタンダードを身に付ける。でも精神医学のスタンダードは、DSMではダメなわけです。ずうっと臨床をしている一人の精神科医の中で、神経症とは、統合失調症[100]とは、ということがどういうふうに確立しているかが大事なの。つまり著者が一人。分担執筆ではダメなのよ。〈著者が一人〉の体系を読んで、そしてそれをスタンダードとして覚えると良い。

白柳　〈オレ基準〉でしている人のオレ基準を、まずはそのまま丸々もらう。

神田橋　そうです。

白柳　そしてその後、使っていくうちに必要を感じれば、そのときに改変すればいい。

神田橋　ぜんぜん使いたい基準でないようなら、もう、この先生のところに来ても合わん、もう行かんとかいってやめればいいし。だからそれを考えると、これはある先生がおっしゃっていたことだけど、ともかく、〈惚れこむような師匠〉が必要だ、と。〈惚れこむような師匠〉というのは、自分がいままで蓄積してきた志向や感覚体系と近いんだけれども、近くて、より深くて、より魅力的だから、その人の技をともかく身に付けなさい、と。で、ボクはそれで思うんだけど、その意味では、あまりにいま、〈惚れこむような師匠〉がおらんのよ。なぜかというと、〈惚れこむような師匠〉は本当は臨床家[101]がいいんだけれど、ほとんどが研究者[102]だから。研究者でも〈惚れこむような研究者〉であれば師匠として役に立つ。でも、それすらいないもんね。

白柳　前回、先生は、私がなぜ先生に会おうとしたかを訊かれましたけれど、相手が有名な人であれば、まだ探せます。でも会いたいと思える人が〈無名〉であれば、たとえば在野でものすごく活躍されていたとしても公での発言が一言もない人であれば、見つけられないでしょう。

神田橋　うん。だからボクは学会[103]に行きなさいと言うんだ。学会に行っても、演壇にいる人は、ほとんど役に立たん。なぜかというと、どんなにすばらしくても、もうすでにいっぱいのファンがいて、自分が傍には近づけないから。だから、そうじゃなくて、フロアで質問したりする人の意見を聞いていて、ああ、この人はいいのかもしれんと思える人を見つけなさい、と。で、

100 思春期に好発し、思考・情動・意欲など人格全体に障害が及ぶ精神疾患。妄想、幻覚、思考障害、緊張病症状、奇妙な行動などの陽性症状と、感情鈍麻、無感情、無欲、自閉、快感喪失などの陰性症状を示す。予後はほぼ半数近くが軽快し、残り半数は慢性化、ごく一部が不良。現代社会における症状自体の軽症化現象が注目されている（※5）。

101 臨床医学は、基礎医学に対して、医療の実際面を扱う医学の領域（※5）。

102 ここでいう研究者は、基礎医学の分野に従事することを指す。※5によると、基礎医学は病人の直接の診療とは一線を画して、医学の基礎的な知識を研究する領域。

103 同じ学問を専攻する学者が、研究上の協力・連絡・意見交換などのために組織する会（※1）。ここではその会合を指す。精神科、心理臨床系の学会には、日本精神神経学会、日本精神分析学会、日本心理臨床学会、日本心理学会など多数ある。

いいなあと思ったら、休み時間にその人を追跡して、その人が他の人とどんなことを話しているか傍に行って聞きなさい。そうすれば、ほんとに惚れこむような人を見つけられるから。で、その人になんとか近づいてみなさい、と。優れた人は、やっぱりフロアから質問しますから。大抵。

白柳　そうですか。

神田橋　うん。疑問があるからね。質問もするのでなければ、もう学会には来ないよ。学会に来る人・伸びていこうとしている〈無名〉の人は、やっぱり何か自分なりに成長するために、良いものを落穂拾い的に拾おうと思って来ている。そうすると質問しちゃうんだよ。そしてそういう人は大抵、フロアに行くと、少なぁいファンに囲まれています。お弟子さんとかね。でその人たちと話しているのを聞いて、判断しなさい、ということです。――師匠を選ぶときは、妥協したらいかんね。これ！と思う人を選ばんと。

白柳　はい、本当に。

神田橋　たとえ妥協してでも、師匠がないよりはいいけど。

白柳　私は、頼りない師匠に就いて頼りないことを習うくらいなら独学したい派です。半信半疑にホンマカイナと思いながら習っていると、習って身に付けたことさえ信用できなくなる。それがきついです。――話を戻すと、まずはいい師匠を探して師匠に就いて、その〈師匠の基準〉を丸々飲み込んでから、自分なりに変更していく、と。

神田橋　自分なりの基準をなぜ作るか、またそれがどういう基準であるべきかというと、その基準に基づいて自分がサービスをサーブしていく、そのときに、〈出た結果によって、自分の判断は修正されていく〉という前提を持った基準が良いね。〈これは修正のための仮説としての判断だ〉という意識がなかったら、それは思い込みとか決めつけになるでしょう。だからそこからボクの、〈アンビバレント[104]であることの良さ〉という考えが出てくるんです。

白柳　葛藤。

神田橋　はい。スタンダードに対してアンビバレントである、というね。

白柳　あ、――治療者側の、葛藤。

神田橋　うん。

白柳　……葛藤を抱え続けるということは、揺さぶられたり・自分で自分を揺さぶったりという作業をずっと続けるわけでしょう。であれば、その揺さぶりの中にいる自分を、どこかで誰かが抱えていてくれる、あるいは自分で揺れ続けることを良しとするみたいにして自分で自分を抱えるといったことをしないと、抱えと揺さぶりのバランスは取れませんよね。

神田橋　たとえばサーフィンをしていると、波はころころ変わるでしょう。そしてそれに合わせて自分の技術もころころ変える。だけど、大海原にいだかれている感じだけはあって、だけど刻々

104同一の対象に対して同一時点で正反対の衝動や情緒が向くこと。この用語を最初に用いたブロイラーはアンビバレンスを統合失調症の基本症状の一つとした。一方、精神分析では乳幼児的な愛情を記述するときにこの用語がきわめて核心をついていることを見出した。Klein M とその後継者、また対象関係論に立つ分析家たちは、アンビバレンスを十全に体験してもちこたえることが、正常発達の本質的な部分であると考えて重視している（※3）。

と変わるから、波に翻弄されている気もあるし、波を征服している気が起こることもあるし、その全部・総体が〈サーフィンをしていて愉しい〉になる。いきいきして愉しい。やぁっぱりサーフィンやめられんわ、って。

白柳　はあ。

神田橋　だからおそらく、人工で波を起こさせてそれでサーフィンをすれば、波の起こり方にひとつのパターンがあることがわかって、そのパターンを覚えて、どんな波が来ても全部乗れるようになれば、サーフィンはもう、やめちゃうと思う。やっぱりどこか、一瞬先が闇であること、そこを工夫して乗り越えると、ヤッターという感じが起こってくること――子どもがフィールドアスレチックとか公園で遊んでいるときの感じ。その感じが自分の中で起こるように起こるように、ヤッターという感じがどこかにちらっちらっと起こるように自分の職業人生を創っていくことが、大事だろうと思う。陪席する人たちも。

白柳　サーフィンの話で連想しましたが、先生は、面接される短い時間の間に、一瞬一瞬、目標を変えられますか？

神田橋　そう、ね――大目標はもちろんサービスだけど。

白柳　サービスとは、具体的には――？

神田橋　とりあえずは部屋を出ていくときに、入ってきたときよりも、本人が来てよかったと感じるような状態をつくること。

白柳　それは、本人だけで良いですか？

神田橋　まあ大体、本人だけ。
白柳　ではたとえばご家族がいっしょに入ってこられたとして、そのご家族がやれやれという顔をしておられても、本人が良しとなったなら、先生の中ではまずは良しですか？
神田橋　いや、そうではないね。そうではない。やはり、本人と家族が、なかよくケンカしな、みたいになればいいと思う。
白柳　精神科を受診するときにはきっと、本人は本人なりに困ったものを抱えていて、家族は家族で、その状態の本人にいくらか困っていたりするでしょう。そんなときにその両者の間で〈なかよくケンカする〉、折り合う一点というのはどうして見つけるのですか？
神田橋　大抵ボクがするのは、〈どこで折り合わないのか〉を明確にして、帰ってもらう。
白柳　「なんだかわけがわからんで、ごちゃごちゃして腹立つわ」を、「とりあえずそこかァ」の状態にする。
神田橋　そうそう。そうするといくらか問題が整理されたことになるでしょう。で、そこに〈ラベル〉を貼るわけです。「親子の間ではよく起こってくることだね」とか「大抵、相手の気持ちというのは、わかっているようで本当はわかりあっていないよね」というようなことを言って、「もしあれだったらこの次に続きをしてもいいし、また別のことにしてもいいし」と、〈曖昧であることを明確化して、帰す。
白柳　ふう……ん。
神田橋　あなたもそうするでしょう。ここは施術しないでどうなるか、措いておきます、とか。

白柳　作業療法士のかたと話していたときに出た譬えですけど、天井から吊るす飾りでモビール[105]というのがあるでしょう。整体をしている私は、あれを見ている感じなのです。身体全体の配置を見て、ここがひずんでいると確認はするけれど、ひずんでいるそこの位置を直接に直すのではなくて、こちらにおもりを掛ければあちらは上がるだろうかと、そういう見方をしています。それに比べると、厳密な意味での精神分析的治療は、テニスの打ち合いに近かろう、と。ポーンと返ってきた球をどうして返そう、また返ってきた球を今度はどう返そう、と、一回一回の応答で成立している。そしてそのかたが言われるには、神田橋先生の治療はモビールに近いだろう。神田橋先生と私がしていることは、どちらもモビールだ、と言われたのです。

神田橋　そうです、そうです。

白柳　でも私くらいモビール寄りな人間からすると、先生が心屋さんであって言葉を操られる以上、やはりテニスな側面があるように思うのです。

神田橋　うん、ある。

白柳　私がしている整体は、実際に筋肉をゆるめるとか癒着を剥がすとか、している作業が単純ですし、経過の眺め方がモビール的です。ですから、全体を見て、施術して、「ここがどうなるかは施術せずに様子を見ましょう」「時間が経てば変わりますよ」が比較的言いやすい。でも先生の場合は、作業の仕方がたくさんあるでしょう。極端に言えば、目配せひとつでもそうですし、退出させるときの態度のつれなさや、かける言葉の音調をどの程度にするかというように、必ずしも言葉のやり取りだけではなくて、セリフではないト書き[106]の部分でする治療も多い。ですからそういう全体を考えると、治療の場でしておられることがもうちょっと複雑——複雑というか曖昧だと思うのです。

神田橋　そうですね。複雑というより、曖昧ですね。それが、ボクが『精神分析ノート』で書いたことなんです。ヒトという生物が〈言葉〉を獲得した。〈言葉〉は自在性・多様性を備えた、いろんなものを動かせるすばらしい道具として登場して、本来は前向きな・動きを増やすための道具として登場してきたものなのに、動きを留《とど》めるはたらきも持っている。で、その動きを留める作用のほうに、たくさん使われるようになってきたことが不幸の始まりだというのが、『精神分析ノート』で書いたことです。

白柳　では先生は、治療の場では、動きを増やすために言葉を使うということですか?

神田橋　そうです。そのためにどうするかというと、肉体と心が共有できるような言葉を使う。「苦しいね」「楽だね」「ほっとするね」「しっかりせにゃね」「しゃんとしたらいいね」、そういうような言葉をたくさん使う。肉体は〈自由自在に動く〉というモビールの要素が高くて、言語がそれをとめる。とめて、どこか動かなくする作用がある。ボクのいまの考えは、もう全部、言語有害論・文字言語有害論になっている。

白柳　うーん……。そうですね、先生はそうですね。

105（大きさ・形状の異なる）何個かの金属板などを針金でつるし、各部分がバランスを保ちつつ微妙に動くように構成した芸術作品。室内装飾などにも用いられる（※1）。
106 脚本で、せりふの間に、俳優の動き・出入り、照明・音楽・効果などの演出を説明したり指定したりした文章（※1）。

神田橋　ボクがあなたの世界に親和性を持つようになった一つの理由なんだけど、患者さんが入ってくるでしょう。そのとき、患者の身体の、動作に参与していない部分——主に骨だけど、骨の部分にぱっと気がつくのね。

白柳　先生が？

神田橋　うん。それが、どっちから気がついたかというと逆なの。診察が済んで、帰るために立ち上がって方向転換をする。この動きにたくさんの骨が参加すると、池の中の鯉のようにすうっと翻る。それが、ボクとの対話がうまくいったときに、そうなるの。そうすると、あ、今日はうまくいったとわかる。やり取りされた言葉とか内容ではなくてその全体がどういうように良かったかというと、肉体がモビールの要素を取り戻した。そういうときに、ああ今日の面接はうまくいったなぁと思うし、その次の診察で入ってきたときにもそれが維持されていれば、おお、治療は順調にいっとるぞ、と思う。感じる。

白柳　ふう——…ん。

神田橋　これは『精神療法面接のコツ』ではまだ未熟だったから、心には自然治癒力がないと書いた[107]。そういう表現で、あのころはとらえていたね。心には自然治癒力がない、と。

白柳　それは『現場からの治療論』[108]のときにも書かれていましたね。

神田橋　ああ。『治療論』にも書いているね。ボクの考えが〈文字言語〉まで来たのはまだ最近だもんね。言葉を〈音声言語〉と〈文字言語〉に分けて、そして文字言語の習得によってすべての悪いことが起こり始めたというのは『治療論』で初めて書いた。

白柳　はい。

神田橋　今度の『精神分析ノート』で出したのは、文字言語は〈出会いによる相互変化〉が起こらないけれど、音声言語は肉体と密着しているのでそれが起こる。出会うことで相互に影響しあって、良いようになっていくはたらきがある。人間が文字言語を獲得する以前は、そういう意味での自発的精神療法[109]が自在に起こっていたんじゃないかと思うんだ。それをボクが実感するのは、識字学習のない、文字言語の使えないおばあさんたち、ボクの父方の祖母もそうだったけど、お会いすると実に雰囲気が良いんだ。実に雰囲気が良い。しゃべっている言葉と肉体との調和が良いから。

白柳　では文字言語を使える人で、文字言語を使えない人と同じような雰囲気の良さを持っている人はいないものですか？

神田橋　それはいる。文字言語の奴隷になっていない人。〈文字言語を神の位置から降格させて、最高の道具の位置にまで持ってくるのが精神分析の目標である〉というのが『精神分析ノート』の一番の売りだけど、それが、ここに帰結する。人類の今日《こんにち》の発展は全部、文字言語によって

107『精神療法面接のコツ』（一九九〇）には確認できなかった。

108 神田橋條治『「現場からの治療論」という物語』岩崎学術出版社、二〇〇六、三三頁以下参照。

109 自発には①他から命令されたり強制されたりせずに自分から進んで物事をすること。②文法で、動作・作用が自然にまたはひとりでに実現する意を表わす言い方の二つの意味がある（※1）が、ここでは②に近い。音声言語による対話が、自然にひとりでに精神療法的作用をもっていた、の意。

もたらされているわけで、文字言語がなければほとんどの現代社会文化は成り立たないんだけど、一点、悪いのは、それが肉体のモビール性を阻害する。自然治癒力を阻害する。

白柳　文字言語にそこまでの重きを置くのは、先生だからこそ、ではないですか？　先生は文字がお好きでしょう。

神田橋　う……ん……だけど、みんな見てたらそうよ。

白柳　そうかなあ。文字言語に対してそこまで思い入れ・重みを置いていますか。

神田橋　重みを〈置いている〉人はいい。周りから重みを〈置かれてしまっている〉。文字言語をそのまま無批判に受け入れることによって、〈支配されている〉。

白柳　そうかなあ……。でもこの話に深入りしすぎると、技術の話から逸れますね。

神田橋　いやいやいや、これはすごく大事よ。

白柳　そうかなあ。

神田橋　うん。——たとえばあなたは〈そうかなあ〉と言うでしょう。

白柳　（照れ笑い）

神田橋　〈そうかなあ〉と言うときは、なんか身体が不愉快でしょう。

白柳　そうですね。

神田橋　ね。だから、〈そうかなあ〉は良い言葉なの。健康度が高い言葉。〈納得しません〉は良くない言葉。〈納得しません〉と〈そうかなあ〉の違い。〈納得しません〉よりもっと悪い言葉は〈了解しません〉。〈同意しません〉〈異論があります〉とか。だんだん固い言葉になっていく。

白柳　でも〈そうかなあ〉よりもっと強い拒否感があれば、〈それは同意できませんわ〉と言いますよ、きっと。〈同意できない〉と言えるほどのはっきりした根拠はないまま、でもすんなり納得はできないから〈そうかなあ〉になるのです。――ところでお訊きしたかったのですが、先生は、患者さんが入ってこられてすぐに発達障害・愛着障害の話をすることがおありでしょう。極端にいうと、診断がまだ完全に確定していないように見えるときでも、その話をされることがある。これは、発達障害・愛着障害という名前自体が、先生にとっては〈抱え〉と位置づけられているからですか？

神田橋　そうです。「発達障害ですよ」と言ったほうが、本人がほっとするような人であるかどうかをまず見て。どうしてかというと、いまボクのところへ来る人は、発達障害とは違う診断を振られて、苦労して、納得できなくって、そして先が開けなくて来ている人がほとんどだから。だから、〈あなたの努力が足りんとかそういうことではなくて、背が低いだけだ〉とかそういう種類のところで、ぽーんと救いを出すために使っている。

白柳　はい。――ひとつ、訊こうと思っていたことが訊けました。こんな効率の悪い訊き方でいいのかなあ……。

神田橋　やはり、あなたが整体をするときの話に戻して、この納得はこれでいいのか？というふうにしないと、心理の世界で話をすることになるから。

白柳　でも〈先生の技法を残したい〉と思うなら、先生の技法の継ぎ方を訊かなければダメでしょう？

神田橋　だけど、あなたが、あなたという人を通して残すわけだから。たとえばルポライターが残すのとは違うよ。ルポライターが残すのであれば、ボクの世界をよく知って残すことになるけれど、セラピーという、相手の役に立つという作業を人生の一部として取り込んでいる人がボクの技術を残そうとするのとは、違ってくると思う。

白柳　あるお医者さんに、「神田橋先生の技術で私が訊いておくべきことはなんでしょう?」と相談すると、「他の人が訊くのでなくあなたが訊くのだから、心身一如の関連について訊いてほしい」と言われました。身体が病んでなぜそれが心に影響するのか、心が病んでなぜそれが身体に影響するのか、その辺りのことを、と。でも私が教えてほしかったのは〈私が訊くこと〉ではなく、〈お医者さんが訊きたいこと〉だったので、質問の仕方が悪かったなと反省したのですが——。

神田橋　心身一如というのはね、〈心〉と〈身体〉というふうに、文字言語が論を作るために分けた。観察のために分けた。その分けたことが生み出したマイナスを繕うために、苦しまぎれに創りだした概念が心身一如です。だから〈いのち〉であって、不二なんだ。不二。

白柳　はい。

神田橋　心と呼ばれているらしい世界と、身体と呼ばれている分野とは別のものじゃなくて、同じものの投影された姿だから。どこに投影されているかというと〈文字言語〉というスクリーンに投影された影だから。

白柳　そうかなあ。

神田橋　「あなたは困っているけれど、それは心が困っているんじゃなくて身体が困っているんだよ」と言うのは、〈身体〉概念のほうからアプローチすると、その困っている状態は処理しやすいよ、ということだ。

白柳　いまおっしゃったことと文字言語とは、あまり繋げなくても成立するように私には思えますので、ちょっとよくわかりません……。

神田橋　〈心〉は、文字言語と音声言語の二つをごっちゃにして創った概念だから。

白柳　あ！　そこの捉え方が私の理解とぜんぜん違うのです。私は、身体の内の体内環境と身体の外の世界とを、融通し合わせるためのはたらきとして〈意識〉〈心〉を想定しています。脳のはたらきを便宜的に二分して、身体の内の環境は、カラダ脳という部分が把握していて、外の世界に対しては、基本的にアタマ脳がはたらいていると考える（詳しくは一九二ページの「白柳の整体について」参照）。アタマ脳は、「あ、危ない、あちらから何かが来た」とか「あ、もうこんな時間だ」といったことを判断して、カラダ脳は、消化の進み具合とか血圧の変動を独自にチェックして調整する。実際は概日リズム[110]などがありますけれど、一応、カラダ脳は外の世界との調整には関与しないと看做《みな》します。

110 約一日の周期で繰り返す生理的または行動機能の内因性・律動性変動をいう。ヒトの場合は強弱二つの体内時計（振動子）が、時刻を知ること、光、社会的接触など外界に存在する同調因子によって、およそ二十四時間のリズムに制御されていると考えられている。同調因子がまったくないと、二十四時間より長い（二十五～三十三時間程度の）自由継続リズムを示すようになる（※5）。

神田橋　ウン。

白柳　そんな仕方で〈意識〉〈心〉を考えていたものですから、私は文字言語を別格化する必要を感じませんでした。生き物ですから、外を見て、外の世界に適応せねばならない側面と、身体の内で起こっていることに適応する、というか身体を適応させる側面の両方がある。で、その両方をどうやって折り合わせようかというときに、〈道具である身体〉を動かす意思として心があるのであって――

神田橋　意思。

白柳　意思。

神田橋　意思って――何だろう？

白柳　意思って……「動け！」とか。

神田橋　（苦笑）

白柳　「走って逃げろ！」とか。

神田橋　その意思――、意思というか、〈逃げろ〉とか命令を考えるときには、大脳皮質[111]と、動物脳[112]、植物脳[113]の統合が、どの程度整っているかが問題なんです。整っているならば、意思も命令も、植物脳、動物脳、大脳皮質の総合体として出てくるわけだ。

白柳　はい。「おなかがすいたから、ごはんを食べよう」。

神田橋　そうそう。意思の根底にある意向とか傾向とかムード、まずそういうものが出て、それで意思が出てきて行動ができてきている状態が、〈健康〉だ。ところが何かの都合で、大脳皮質と

白柳　たとえば動物脳の部分との調和が崩れてしまうと、〈意思〉と〈身体〉との中で、身体のいろいろなホルモン系とかそういう反応が、ちぐはぐになる。

神田橋　うん。自分のしんどさが自覚できずに無理してはたらく、とか。

白柳　モビール的な部分とかが動かなくなる。その場合、動かなくなるほうは不自然だ。ひとつの協働体なわけだから。そして、その不自然を起こしやすくするのが文字言語なんです。たとえば、本当に身体のしんどい子が「身体がしんどいから休もう」と思って、ずっと寝ていたとするでしょう。当人にとっては横着で寝ているのではなくて、本当に身体がしんどい、動けない、だから休んでいるという自然な状態であるときに、たとえばそれを横で見ていた親が、〈なに、この子、動かないなあ〉という無言の圧力をかけてきたとします。それでおちおち寝ていられなくなって、無理にも黙々と動いている場合があるとすると、ここには文字言語は係わっていないでしょう?

神田橋　いや、ボクは係わっていると思う。

111大脳新皮質。運動、感覚をそれぞれつかさどる運動野、感覚野と、さらに連合野から成る。連合野は思考・意志・創造、発語と言葉の意味理解、記憶、外界の認識などに係わっている（『ＮＨＫサイエンススペシャル　驚異の小宇宙・人体Ⅱ　別巻ビジュアル脳と心のデータブック』伊藤正男監修、日本放送出版協会、一九九四より）。

112大脳辺縁系。外界からの刺激に対して、快感・不快感、恐怖や怒りといった情動反応や、接近、逃避、攻撃などの本能行動を起こさせる。動物が生きていくための価値判断の機能をもつ（注111の本より）。

113脳幹。生命維持をつかさどり、呼吸や睡眠の中枢をもつ（注111の本より）。

白柳　だって、〈動かんなー〉というまなざしだけですよ。

神田橋　いや〈動かんなー〉というまなざしが出てくるところに――、そこで親が「あら、何かきついのやろうね」とならずに、「なんだ、怠けとるんやなかろうか」という判断が出てくるところに、文字言語が関与している。「どうしたの？　きついの？」となってもいいのに。

白柳　いや、そこは、必ずしも文字言語が入らなくても……。それこそ、はたらかざるもの食うべからず式に「怠けるな」「私がこんなにがんばっているのに」と思うことは、文字がなくてもあるでしょうし、文字があっても、「どうしたの？　しんどいの？」は訊けると思います。

神田橋　ふつうはそのときに、文字言語は、最高の道具として機能している。

白柳　理由を訊く。思いやる。

神田橋　うん。思いやるという意向の、道具として、文字言語は機能している。

白柳　善いほうにも悪いほうにも使えるのであれば、文字言語の概念は出さずに、外との折り合い・内との折り合いで解決しませんか。〈無理をさせる外〉が、本人自身のプライド、たとえば「人から怠けてると思われちゃイヤだ」とか「おれは一日五時間勉強しようと決めたんだ」とか、他には、お母さんの目が怖いからとか、はたらかないとごはんが食べられないからとか、いろいろあるでしょうけど、ともかく、外の世界に適応せねばならない側面と、「しんどいなあ」という内の側面とを、どのラインで折り合わせるか、辻褄を合わせるかいう話には、必ずしも文字言語は要らないと思うのです。

神田橋　それは、文字言語は要らない。うん、強制労働の現場とかを考えると。

白柳　ああ。――そこで先生が文字言語に拘《こだわ》られるのは、心理屋さんだからでしょうか？

神田橋　うー……ん。そうね。文字言語のない世界を考えると、心理屋という職業は出現しないもの。

白柳　（笑）なるほど。――いや、どうなんでしょうね。……いやいや、文字言語がなくても催眠療法[114]の時代なら――。精神分析は成立しないかもしれませんけど、絵画療法[115]だったり催眠療法だったりは――

神田橋　絵画療法とか催眠療法は、文字言語の優位性から離脱させるためのものです。〈非文字〉言語界を鼓舞していく治療であって、健康体に対しての治療としてはそっちのほうが正統なんです。だから芸術やレクリエーション[116]にも治療効果があるわけ。――今日あなたが言ったように〈心〉と〈身体〉を無理に分けて言うなら、心のモビール性と肉体のモビール性とが同じ動きになれば、二つを分けていることの意味はないですよ。

114 一定の人為的な暗示操作（催眠誘導）によって引き起こされた心理生理学的に特有な状態（催眠状態）を利用して治療効果を得る技法。心理療法としては最も古い技法の一つで、今日の催眠療法は十八世紀半ばのメスメルの動物磁気説に端を発し、十九世紀になって基本形が確立された（※5）。

115 芸術療法の一つである非言語的精神療法。描画表現には言語では表現できない感情が投影されたり無意識の問題が象徴的に表現される場合がある。患者自身が自分の問題に気づいたり表現することで浄化作用をもたらす場合も多く、治療法として用いられる。また治療者が患者を理解するための診断にも役立つ（※5）。

116 レクリエーション療法。精神的葛藤や緊張を直接に解放することを目的とした治療。生活指導、作業療法と合わせて生活療法と称された。スポーツ、ゲーム、芸術活動、野外活動、運動会、文化祭などがある。結果よりも過程が大切で、勝敗にこだわったり、作品の優劣を問題にすることは治療的ではない。プログラムの決定過程に患者を参加させることが大切である（※5）。

白柳　――はい。

神田橋　ね。ない。つまりそのときはじめて、〈心〉と〈身体〉という二分法を採用した必然性が消えるわけ。両方が、同じ一つの動きの中の各〈部署〉になるから。

白柳　はい。

神田橋　それが心身一如であって、ボクの言い方でいうと本来あるべき心身不二の状態に戻ったということ。そして心身不二の状態に戻りさえすれば、後はどこでもいいから、動きに参加していないところを参加させれば、それから先は生命体が持っている自然治癒力がやってくれる、と。それは、〈生じて消滅する〉流れの中にある生命体が、まだ消滅のほうに向かない水準であれば良くなるし、消滅に向く水準であれば安らかな死に向かうことになる。

白柳　私が整体を通して得た実感では、〈ケガをして癒着しているところ〉は時間が止まっています。瘢痕組織[117]が作られて、壊死[118]はしないけれど、皮膚・筋肉としてのはたらきはないけれど、〈保存〉はされている。この状態のまま時を過ごすのは、その部分だけ時が止まっているのと同じようで、たとえば赤ちゃんのときに傷めた骨は、大人になっても感触が軟らかいままです。それが、その周りの癒着をほどいて骨が骨としてのはたらきに参加し始めると、突然、硬く・しっかりしてきます。そこから想像すると、人間の身体というのは、無事に受精したところからがスタートで、よーいドンで全部の組織が同じタイミングで死ぬように設計されている。それが達成できると、きれいな老衰になるのだろう、と。

神田橋　うん。いちばんハッピーだ。

白柳　でも一部分がケガをすると、そこは若いまま時を止める。そしてその若いままの部分を支えるために他の部分は無理をするから、そちらは老いる。そうやって、一個のまとまりの中で若い部分と老いている部分とができてくると、老いている部分は何かしら早く壊れようとするし、若い部分はいつまでたっても仕事に参加できないままなので、同じ身体の中にありながら、結果的には、うまくいかないパーツになってしまう。そうやって全体の足並みが区々《まちまち》になってくると、病が出てくるのじゃないかと思います。

神田橋　うん。そうでしょう。ボクもそう思う。

白柳　で、先ほど先生は心身不二を前提に、〈心〉と〈身体〉の動かない部分を動かすということをおっしゃいましたが、その関連でいうと、神経症のような適応障害でも〈無理をかけている部分〉は、ある種、時間が止まっている、と理解して良いですか？

神田橋　うん。

白柳　先生にこれまで教えていただいた中で思ったのは、――ここでいきなり〈まとめプリント〉に戻りますけれど、愛着障害は〈環境の中での受け入れられなさ〉に由来すると思ったのです。

117 火傷や外傷・潰瘍などの治ったあとにできる傷あと。組織の欠損部に増殖した肉芽組織が古くなって線維化したもの（※1）。

118 生体の組織や細胞が局所的に死滅すること。また、その状態。火傷・感電などの物理的原因、腐食剤・毒物などの化学的原因、血液循環障害・神経性障害などの病理的原因によって生ずる（※1）。ここで白柳が想定しているのは主に血液循環障害による壊死。

神田橋　えーと、〈機能を発揮する場が与えられない〉。〈場に恵まれない〉。

白柳　はい。場に恵まれていない。環境が自分を受け入れてくれない時期の出現――。発達障害は、ある種、体質的なことでしょう？

神田橋　うん。

白柳　ただし発達するわけですから、一章で先生がおっしゃったように時間が解決する部分がある。双極性障害の場合は体質ではあるけれど発達障害のような発達・変化はしませんから、自分の体質とどう付き合うかみたいな話になってくるかと思います。そのように考えると、愛着障害は環境との齟齬で、ある種、受け身的。発達障害は体質的。双極性障害も体質的。そしてそういう素質を持った個体がまわりに適応しようとしたときに起こってくる齟齬が適応障害。そういうことかと理解しました。

神田橋　そうですね。

白柳　そうするといままでの話でいうと、適応障害の状態になったときというのは、自分の中の何かしらどこか一部、本来全部が動くはずの心の一部を殺している状態といえますか？　いや、殺していないのか。治ることはあるのですから、押さえ込んでいる状態ですか？

神田橋　うん。そこだけ寝ている状態。

白柳　寝てる？　寝てるのかな……。そうすると、押さえ込んで黙らせている部分が再び動くようになれば、適応障害はほどけた、ということですか？

神田橋　うー……ん、動かないようにしていることが、適応の手段でもあるわけだ。だから、そこを動かすと、より良い適応に行くはずか、いまはそれを動かしちゃいかんはずか、という判断を、あなたはしているような気がする、整体で。今日はもうこれ以上施術しないでおきましょうとか。

白柳　先生もそうですか？

神田橋　ああ、そうです。でそれは、生体全体がそこにかなりの苦痛感を出していれば、ああこれは、動かす時期が来たんだ、と判断する。苦痛感を持つのは、そこに生体が希望を見出しているわけだから。もうぼつぼつこの適応はやめて動きたいなあ、と、思っているけれどハウツーはない。それが、苦痛感でしょう。

白柳　はい。

神田橋　苦痛感は、自然治癒力の最低限の表現型で、だからそこに、対症療法[119]がしばしば功を奏する意味があるんだろうと思う。痛み止めとかなんかね。だけどそういう全体の構想がないまま対症療法をやると、ある場合は、せっかくの叫びを鎮静させてしまって、チャンスがなくなるかもしれない。だからそこをどうするかというと、あんまり強力な対症療法はしないで、なんとか、自然治癒力がはたらきやすいように工夫する。生体の自然治癒力を想定して、それを何かが邪魔してるんじゃないかというふうに想像して。苦痛の声を制圧するんでなくて、この苦

119症状を軽減する目的で行われる治療。疾病原因の完全除去を目指す原因療法・根治療法と対置される（※1、5）。

痛の声は何を要求しているのかというふうに読もうとする、――ヘレン・ケラー[120]のサリヴァン[121]先生の視点が必要なんじゃないかと思う。ヘレンが引っ掻いたりなんかするのは、何かをわかりたい・把握したいことの表れのような気がすると思ったサリヴァン先生のような精神。――そうでなければあなたの整体は、もっと早くいくはずなんだ。

白柳　私？

神田橋　あなたの整体では、それまで施術しなかったところを施術するようになるでしょう。それはボクの身体が「ここが違和感だ！」とかいうふうに、あなたのほうに何か信号を送るからだと思うの。

白柳　そうですね。

神田橋　それが、〈いまそこを施術しろ〉という生体からのニーズを捉えていることになる。どこかかっか触ってみて、ここはどうかな、とかいう具合にしているわけではないでしょう。そこが、技術論のいちばん根本なの。

白柳　相手からの出方を待つ、ということですか？

神田橋　その生体の声を聞くということ。それは心という概念を使おうが、身体という概念を使おうが、いのちのニーズの発現形としての苦痛――不快感というかな、それを聞き取って、それを制圧するんじゃなくて、それと手を結ぶというのかな。手を結んで、その不快感が出ないように、不快感を出さないように、――出さないようにじゃなくて、出る必要がないように。ここのところはものすごく微妙なところで正反対なんだよ。

白柳　そうですね。原因をなくしてしまったら不快感は出る必要がないですから。

神田橋　うん。だから苦痛とか不快感というものは、治療的なサービスを要求している生体の声である、と。

白柳　はい。――先生、うまいこと、まとめますね……。

120　Helen Adams Keller　一八八〇～一九六八。アメリカの社会福祉事業家。生後十九ヵ月で盲聾唖となり、サリヴァン女史の教育を受ける。身体障害者の福祉事業に尽力、世界各地で講演。日本にも数度訪れる（※1の第三版による）。

121　Anne Mansfield Sullivan　一八六六～一九三六。ヘレン・ケラーの家庭教師。献身的な指導によりヘレンの才能を引き出した（※1の第三版による）。

四　二〇一六年一〇月四日

白柳　前回の続きですが、私は、先生のされている治療の要点を発達・愛着・双極性の三つの障害というか資質と適応障害、それと抱えと揺さぶり、とまとめました。それが前回のテープ起しをしている途中で、いちばんの要点は揺さぶりだったのだ、と気づきました。

神田橋　ふうん。

白柳　揺さぶりの害を小さくすることと、その人の視点にこちらの視点を合わせることとに係わってくるから、抱えも大事。では何のために抱えと揺さぶりをするのかというと、最終的には適応障害に対処するためだ。適応障害を揺らして動かすためには、揺さぶりをかけるしかないのだ、と。

神田橋　ちょっと違うけどな。後で説明しよう。

白柳　あ、そうですか。揺さぶりをうまくして、揺さぶられているその人をきっちり抱えると、揺さぶられた部分が全体に戻ってくる。それが抱えと揺さぶりという技法だ、と理解しました。

神田橋　――あのね、少し遠いところから話すと、保守と革新なんだ。ボクの、生体というものの理解では、保守が主流で、革新が寄生している。だから革新が保守を潰すほどに力を持ったら、国が成り立たない。それで多くの革新は、保守を潰した途端に保守になる。そうでなかったら国は潰れるから。でも革新がないと保守は時代遅れになって、世の中の流れについていけなくなる。だからそこに革新というものの存在意義がある。そんな政治論を考えてみるんです。そうすると、生体の自然治癒とは、一方に〈生体の維持機能〉があって、他方に〈その維持機能の許容範囲内での自己揺さぶり〉があって、それによって自然治癒という現象の構造ができあがっている。

白柳　はい。

神田橋　それで時代が変わると、適応していくために革新部分が動いて、揺さぶりをかけて、全体が変化していく。

白柳　その場合の革新は学習ですか？

神田橋　そうですね。学習の意欲ですね。

白柳　意欲ですか？　学習する行動そのものが全体を変えるのでしょうから、革新と呼ばれる部分は学習の意欲ではなく、学習ではないですか？　そして適応障害は、自然な学習ではどうにもできなくなっているから――

神田橋　学習によって得られる新しいパターンが、本家を壊してしまう――

白柳　と恐れている、でしょう？

神田橋　いや、壊してしまっているのが、適応障害。つまり、保守の中のまだ壊れてはいけない部分までも変えてしまっているから、やっていけない。

白柳　〈保守の壊してはいけない部分を壊さないでおくために、革新の動きは留めておかなければならない〉という過去の学習自体が、新しい学習でも変えられない、だから保守も動かない、それである意味、守られている、ということではないのですか？

神田橋　あなたの言うそれがうまく機能すれば、世捨て人みたいになる。個体は混乱しない。学習の世界・適応の世界からリタイアして、ひきこもりとかいうような、適応を必要とする場から離れる――離れるのも適応ではあるけれど。適応障害は、適応しようとして、――適応の失敗ではなく適応しようとすることによって生体の自助活動が破綻する。それが適応障害です。

白柳　そうなのですか？

神田橋　うん。だから田舎に引きこもったりなんかして、農業だけして自給自足で生活している人は、適応障害ではなくて、そういう生き方。内側の揺さぶる力とそれを抱える力が破綻しない程度の場を選んで、そこに居を移している。

白柳　そうすると適応障害は、揺さぶってはいけない部分を揺さぶってしまっている状態なのですか？

神田橋　そうだと思う。

白柳　でもそれなら、〈揺さぶってはいけない部分をすでに揺さぶってしまっている状態〉に対してする先生の揺さぶり、とは何なのですか？

神田橋　だからほとんどの治療には、まず抱えがあるんです。抱えがあって、抱えこそが治療の根幹

白柳　なんです。抱えのメタファーは、のどかな田舎の自然みたいなものです。もうこれ以上、適応の努力はせんで、ちょっと休んでおけ、というのが抱え。そうすると、外側との関係のニーズを取り込んで学習しようとするはたらきが一度ストップして、生理機能のようなものが安定する。それで立ち直って、良ければそれで治療はおしまい。〈田舎〉で暮らす。

白柳　保守の部分に新たな学習を引っ付けるでしょう。ひとつ引っ付けて……

神田橋　それでいままであった保守と引っ付けた部分とが馴染んで、そこにフィードバックシステム[122]が完成すれば、その全体が新たな保守になる。

白柳　そうですよね、学習の完成ですよね。ですけど、何かしら自分の中に湧いてきた欲が保守の自分には引き受けられない状態であった場合には、「動くな」と留めるわけでしょう?

神田橋　留めるのはまだ〈環境〉だよね。治療者が留めるわけだから。

白柳　あ、いえ、治療の場でなくて。適応障害というのは、自分が動こうと思ったときに、それが動いては破綻するよ、と、自分で留める、自分でやめておくことを学習するのでしょう?

神田橋　自分で留めておくという学習は、外から来ないよね。すでに蓄積されている学習体系の中から拾い出してきて使っている。だから、たくさん失敗した人はしぶといということになる。たくさん失敗した人は、失敗を繕っていく学習を何回も何回もくりかえしている。その蓄積があるから、今度も、これは危ない、やめておこうという判断が速い。既成の学習系列の中から拾

122 フィードバック制御。閉ループ制御。系の出力が入力に反映される制御のこと（※5）。

い出してきて使うから、苦労している人はタフだってことになる。

白柳　ウーン……と、ちょっと待ってくださいね。自分自身が動こうとするでしょう。でも動いたことで痛い目に遭ったことがあったとすると、これは動いちゃいけないという自主規制をかけるでしょう。その自主規制のせいで自分が動けなくなっているけれど、でも動きたい、というのが適応障害でしょう？

神田橋　そうですね。

白柳　このとき、動きたい自分を留めているのも、動きたいと思っているのも、自分なのだから、「留めている自分は、留めすぎじゃないか？」という揺さぶりが、治療になるのでしょう？

神田橋　いや……

白柳　違いますか？

神田橋　そうではない。一方で留めているでしょう。そして他方にニーズがあるでしょう。これはどちらかが勝《まさ》っている状態なんです。ニーズのほうが勝っているときは、「まあまあちょっと静かにしなさい」と言って留めるほうをする。でも多くの場合は、留めているほうが勝っているから動きがとれないわけです。

白柳　はい。

神田橋　そしてニーズはあるから、不愉快なわけです。でそのときに、揺さぶりは何をするかというと、「ここに二つの力がせめぎあっているねえ」とか言う。それが揺さぶり。理想的な揺さぶり。

白柳　そうすると、動きたい自分と、留めている自分があるときに、自身で自覚できるのは動きたい自分だけなのですか？

神田橋　そうです。

白柳　それで、「あなたは動きたいと言っているけれど、それを留めているのもあなた自身ですよ」という話をするのが揺さぶりなのですか？

神田橋　はい。両方でせめぎあっていて、なんでそうなっとるんじゃろうかといったら、そうなってきたことについては、わけがあるんだろうね、と。それが、揺さぶりのいちばん理想的な形態なの。この揺さぶりがうまくいくと、ものが見えてくる。だから〈苦しんでいる人〉を〈悩んでいる人〉に変えていく。それが最も安全な、ほどよい揺さぶりなんだ。

白柳　……はい。

神田橋　抱えと揺さぶりについては、いま抱えている問題があるでしょう、それをどう解決するか、ということです。これには山上敏子[123]先生の名言があって、〈変わりやすそうなところを目標にして、変えていく〉、この視点でするわけです。そのためにサプリメントを考えたりする。ボクの場合は脳が見えるから、脳を見て、発達障害だとか愛着障害だとか判断してサプリメントを勧めます。これは、脳の現状に対する治療、援助、抱えです。そして、そうしておいてとりあえず、いま変わりそうな部分だけを変えていく。

123　一九六二年、九州大学医学部卒。米国テンプル大学に留学。九州大学医学部精神科神経科講師、国立肥前療養所臨床研究部長を経て、二〇〇一～〇七年、久留米大学文学部教授。早良病院勤務。専門は行動療法、精神療法（『私の臨床精神医学　九大精神科講演録』神庭重信編著、創元社、二〇一四より）。

白柳　先生が使われる援助には、サプリメントや気功、整体的な施術などがありますけど、私が拝見していると、それらの援助は飽くまで一つの補助手段で、結局のところは言葉で治療されているように思います。

神田橋　それは本人の中に〈明るい未来像〉を植えつけているんです。

白柳　言葉でですか？　言葉に限らず？

神田橋　言葉を通して。ハウツーを教えることによって。ハウツーというのは未来に向けてのものでしょう。

白柳　はい、「使いこなせたらできるようになるよ」。

神田橋　だから、その人に使いこなせそうなことを。たとえば「東側の窓のカーテンを開けて寝なさいね。そうして朝日が入ってくると、脳の時間が修正されていくからね」という提案。これは、本人が嫌でない限りは簡単にできることでしょう。そうすると、〈何か手の打ちようがある〉という希望を与えることができる。それがひとつ。

白柳　はい。

神田橋　そしていままで受けてきた治療は、本人が嫌になっているでしょう。嫌になっているからボクのところに来るわけだから。だからいまボクがほとんどの人に対していちばん最初にするのは、前の治療について「あ、それはここが悪かったよ」とか「これはあなたには要らない薬だよ」「この薬はやめたら？」「これはとりあえず飲んでおいて」とかいうふうにして、本人の薬に対する嫌悪感に、ポジティブな評価をするんです。これをイヤだと言っているあなたは正しいよ、と。

白柳　はい。

神田橋　患者さんにとっては〈発達障害とそれの治療〉というのが、少なくともボクの前に座っているときにはメインテーマなわけでしょう。その重要な局面であるメインテーマについて、患者さんは「あなたは正しい」と言われたことがあまりないから。

白柳　それは適応障害の人が相手でも同じですか？

神田橋　同じですよ。たとえば長らく適応障害に困っている人に対しては、「あなたには、耐えてがんばる素質があるよ」と言ったりする。そしてそのときには、「あなたには耐えてがんばる素質があるんだけれど、身体のほうがもう参っちゃってるわねえ」と、身体と心を分けて言う。これは「まだがんばろう」という気があれば、そうするし、「まだがんばろう」という気がなくなれば、もうぼつぼつこの辺でがんばるのをやめておこうという方針が立ちつつあるでしょう、と。

白柳　「患者さん本人であるあなたに、方針が立ちつつあるでしょう」ということですか？

神田橋　うん。あなたの心身は同じ方向を向いているじゃありませんか、と。

白柳　〈心はまだがんばろうと思っていても、身体はもう音を上げている〉という状況を指摘するのは、〈心と身体はどちらもがんばろうと思っていたけれど、物理的にもう限界が来ているでしょう〉という方向に妥協するというかその考えに乗ってがんばるのをやめるか、あるいは、〈もっとがんばろうと思っている心に合わせて、身体をやりくりしてがんばらせよう〉と思うかを、本人に選ばせているということですか？

神田橋　そう。選ばせている。

白柳　「あなたには選択肢がありますよ、選択権がありますよ」と示すのは抱えですか？

神田橋　そうです。「私は何もできない」と思っている人に、「選ぶことくらいはできるんじゃない？」と示す。たとえば「これ食べる？」と訊くと「いや」とか「うん」とか言う。これは一歳児とか二歳児でも言う。いちばん原初的な自己決定権の行使なんです。それならできるだろう、と。そして本人が決めてきたら、「ああ、それはいいね、賛成だ」と、決めてきたことに賛成する。

白柳　その「あなたが決めることに賛成する」「あなたが決めたことに賛成する」という姿勢は、若干は揺さぶりにもなりませんか？

神田橋　うーん……ボクの〈賛成する姿勢〉自体が揺さぶりになることは少なくて、本人の中の自己揺さぶりの誘発になるかな。

白柳　「え？　私が決めて良いの？」という揺さぶりですか？

神田橋　いやいや、本人の中の自己揺さぶり。いままで、しようかしまいか、しようかしまいかと同じところで止まっていたのが、「あ、しよう」「自分で決めよう」と動くことは、自己揺さぶり。現状を変更する方向へ動こうとする本人の志向性に、エネルギーを与えているから揺さぶりになる。

白柳　その場で動けなくなっている人に「あなたの前に選択肢がありますよ」と提示するのは抱えで、「あなたが選択したら良いよ」「あなたが決めた方で良いよ」と言うことは揺さぶりになる。

神田橋　そうです。だけど本人の中にもう「こっち」と決める気配があるときに、「ああ、それ賛成だなあ」と言うと、それは、〈自分で自分を揺さぶっていこうとするその人の動き〉を抱えることになる。

白柳　こちらが選択肢を出さないうちに本人がもう選択しかけている場合は、それを後押しすることが抱えになる、ですか？

神田橋　後押しせんで良いよね。承認する。自分の選択に賛同者がいるということ。あなたはひとりで決めているけれど、それに賛成する伴走者がここにいるよ、と示すことは抱えです。

白柳　選択もできずに止まっている人に、選択肢を出すのは抱えで——

神田橋　いや、選択もできないでいる人に、選択肢を出すのは揺さぶりです。

白柳　え？　先生さっき、抱えって言われませんでした？

神田橋　いや、選択肢が定まっている人の選択を抱えれば、それは、その人の自己揺さぶりを抱えたことになる。

白柳　「Aにしようと思うのです」と言う人に「良いね」と言うのは、〈AにしようかBにしようか迷ったその人自身の揺さぶり〉を抱えているということですか？

神田橋　AとBという平衡状態からAに踏み切ろうとしている、そのことを抱えているわけです。「その線で良いじゃない」と。

白柳　AもBもなくて止まっている人に、「AとBがありますけどあなたが決めたらどうですか？」というのは——？

神田橋　揺さぶり。

白柳　え、そうなんですか？　ではその人への抱えは？

神田橋　その人への抱えは、「たしかにAとBとどっちを選ぶかというと難しいよね」。

白柳　そこまでが抱え？

神田橋　うん。

白柳　「難しいけれどあなたが決めて良いよ」は揺さぶり？

神田橋　揺さぶり。

白柳　コンランしますわ……。では「難しいよね」と言って抱えておいて、選択肢を見せてきても「あなたが決めて」と言わずに、こちらは何も誘導しないでおけば、そこで自然に揺さぶりが発生するということですか？

神田橋　そうです。抱えだから。だから「そうだ、こうして迷っているのは当然のことなのだ、わけがあるのだ」となると、少し、〈迷って決められない自分がダメなのだ〉ということは消えるでしょう。そうすると、大抵の場合はどちらかが動きだす。どちらかの方向へね。

白柳　それは自分の中の揺さぶりで。

神田橋　そう。抱えによって、自分の中の揺さぶりが開発されるわけです。開発されない場合には、「そこで勇気を出して、どちらかを選んではダメよ」と言う。「それぞれに一理あるのだから。〈動かずに考える〉とは、こういうときのことをいうんだよ」。

白柳　それは抱えですか？

神田橋　抱えであるけれども、あなたのいる平衡状態、押しも引きもできない状態の、力の構造をいっしょに考えようじゃないかという、抱えでありながら別の方向への揺さぶりでもあるよね。それをボクの書いた〈白柳さんのプリントに対する反応〉（一八六〜一九一ページ。以下〈反応プリント〉とする）の中では、〈観察する精神を平衡状態から救出して、平衡状態を眺める人にする〉と書いた[124]。たとえばあなたの場合であれば、「ここを押さえると痛いでしょう、他のところと違って痛いでしょう」と言って、「あ、ほんとだ、ここが悪いのですね！」とお客さんが言った瞬間に、「痛い痛い」と言っていた人の位置から「あ、ここだ」と言う人の位置へと救出されるわけです。

白柳　はい。

神田橋　そうすると救出された人は、施術者と同じ目線にいるわけだ。それで「こんなときに私は、こんなふうな施術をするのですよ」と言って、「はあー、なるほどね、そんなにするのですか」となったときには、もう、その痛みは外在化された、本人にとっては他者になる。

白柳　はい。そうですね。――ってそんな難しいことは考えずに言ってますけれど。……抱えと揺さぶりについては、私はもっと単純に、〈動きたい自分〉と〈留めたい自分〉があるときに、「留めなくても良いのでないの」と誘導することが揺さぶりなのかと思っていました。

神田橋　ああ、それは、野球の指導とかそういうときには行われることがありますよ。

124 そのままの一文はない。文意としては一八九〜八ページの1、2および一九〇ページの最初の段落に相当する。

白柳　どういうふうにですか？

神田橋　たとえばピッチャーに、「おまえが打者を意識しすぎるからだ。打者なんかいないと思って、打者なんか無視して投げてみろ」とか言って。投げてみて良ければ、「その感覚を打者がいるときも使えば、おまえの投球はもっと良くなるんじゃないか」と、そういうような形で、抑えているものを指摘してやめさせる、というのはありますね。

白柳　はあ。

神田橋　それをすると、どんどん伸びるわけだけれど。

白柳　その場合、打者がいないことにするのは、留めている側を自分で動かすことはしない、ということですか？

神田橋　そうです。

白柳　動きたいのも私、留めているのも私、という状況で、「留めているほうの私を捨てろ」ということですね。そして先ほどまでの話はそうではなくて、「動きたいけど動けないのは、留めている自分もいるからではないの」と両方を意識させることで、「あれ、私はどちらがしたいのかな？」という揺さぶりが、その人の中で展開するかもしれない、と。

神田橋　うん。で、程よいところが見つかるだろう、と。だから良いコーチは、「こいつはもっと伸びる素質があるはずだ」と思えば鍛えるし、伸びる素質がないと思えば、「まあこれでよかろう」と様子を見たりして、未来の可能性に対する読みがある。この読みというのが、ボクが最近言っている「幼稚園時代に出ているものはいまもあなたの中に残っているから、それを思い出して使うと可能性が広がるよ」という提案と繋がる。

白柳　それは、留めている自分との係わりでいうとどういうことになりますか？

神田橋　幼稚園のときなら、留めているものは少ないから。素質がのびのび出ているから。その素質はあなたの中で眠っているものだから、そこに注目すると〈伸びたい〉という欲求の、伸びていく方向が多様になるでしょう。過去に学習したものが使われないで、ストックされているわけだから。多様なものが出て、留めている力をぐり抜けたり・押しのけたりするだけのエネルギーが育ってくれれば、揺さぶりの危険は少ないよ。

白柳　その方法は、「留める自分が現われる前の原初の自分を思い出せ」という誘い掛けであって、その誘い掛け自体が、留めている自分を意識させるわけではないでしょう。そしてまた〈幼稚園時代の自分〉は〈動けない自分〉への注意喚起になるかもしれないし、また、最終的に留めている自分をほどいた後の〈戻るべき自由な自分〉に位置付けられるかもしれないけれど、でも、「いま、留めている自分がいて窮屈しているでしょう」という話をするためには、直截《ちょくせつ》に「留めている自分がいるでしょう」と揺さぶることが必要なのではないですか？

神田橋　必要だけど、「むかしはああいうことができていたよな」「そういえばいまでもすればできるかもな」と言うと、動きたい部分が膨れるでしょう。膨れることによって、留めている部分も意識しやすくなる。それはどうしてかというと、幼稚園時代からあったものがどこかでお休みさせられた歴史があって、それが、留める自分の中核にあるから。だから、いまのニーズと留めているものとの間の葛藤――いまは葛藤と意識されていないんだけれど、その葛藤の起源がこの時代にあることが意識されてくると、いまある葛藤が意識されるようになる。原型のほうが意識されると、よく似た形のいまの状態が意識できるようになるんです。たとえば、受験のために二年で野球部をやめたよな、あのときは残念だったなあ、ということが思い出されると、それと同じ形のものがいま、ある、ということが意識されやすくなる。これはフラクタル[125]です。

白柳　受験勉強でやめたよなという話は、幼稚園時代ののびのびした頃のことではなくて、留めが入った瞬間の話でしょう。

神田橋　そうです。野球を、運動を一所懸命やってた頃の愉しさは、幼稚園時代からずうっと続いて自分の中にあったものだ。それが、外側の事情でやめた。受験も大事だと思ったから、がんばって野球はやめた。ここは葛藤しているでしょう。それは意識できやすい。そして、それと同じ形がある、というのは、留めているものの存在に気付くのに役立つ。

白柳　幼稚園時代の話をするより、留められたときの話をするほうが直截的でわかりやすくないですか？

神田橋　留められたときの話からスタートするのが、従来の精神療法の方法で、内省精神療法[126]の〈歴史を顧みる〉はそこから始まったんです。そこがスタートラインです。そして「いまのあなたの二進《にっち》も三進《さっち》も行かない状態の原型はあそこにあるんだよな」と言うと、そこから先は〈不幸の時代〉ですよ。

白柳　はい。留める自分と留められる自分に分かれた後ですから。

神田橋　ボクの仕方は、「〈留められる側の自分〉はあなたの素質が認めた部分で、〈留める側の自分〉

は素質が認めていないようなもので、自分を大事にするというのは、留められる側が大事にされることなのじゃない？」というのを送り込む。

白柳　ああ！　それは素敵！

神田橋　だから留める側を揺さぶるのではなくて、留められる側の力を増やすことで、留められる側が留める側を揺さぶるようにさせる。

白柳　ああ……なるほど。

神田橋　あなたの整体でいえば、この辺でやめておこうと言って施術をやめるでしょう。それは、留める側がある程度弱まった、後は、留められていた側の生命体の持っている力で留める側を揺さぶって、押しのけていきゃせんかと、そう思ったらそれ以上しないでしょう。

白柳　うーん……。留める側が〈癒着〉で、留められる側が〈全身〉で、と考えるとそうです。ですが私がする作業は癒着をほどくだけのことですから、ほどいた後に全身の力がどう膨らむかはあまり考えないでいいのです。「身体が勝手になんとかするだろう」で放っておけますので、

125部分が全体と相似（自己相似）となるような図形。海岸線や雲の形など自然の中の複雑な図形に見出せるほか、コンピューター―グラフィックスを用いて表現される。一九六〇年代にマンデルブローにより新しい幾何学の概念として導入された（※1）。

126内省は、自分自身の直接的な意識経験の過程、心の状態やその動きを観察すること。人間の心理・精神現象を研究する時、行動を外部から観察して客観性を重視する方法に対して、自分の意識過程を観察し反省することで心理学の直接のデータとする方法を指す。人格心理学・精神療法の分野では、真の自己を発見するために行われる（※5）。

先生のように留める側・留められる側のバランスを考える必要は感じません。ただ、留められる側を〈全身〉とせずにその内訳と言いますか、〈筋肉全体のバランスがどう変化するか〉を考え始めると状況は途端に複雑になります。そしてそうなると複雑すぎて今度はその内訳を追跡できるとは思えません……。〈癒着ができたら、身体は全身でその癒着をかばう〉、そう表現すると起こっていることはとても単純ですけれど、〈どんなふうにかばっているの？〉を考えると、実に複雑な連鎖ですから、私には全体の詳細は読めません。

神田橋　うん。

白柳　私は先生のお話を、自分の整体的理解を頭に置いてお聞きしていたものですから、先生の言われる〈揺さぶる〉も〈留める側へのはたらきかけ〉なのだと思ってました。

神田橋　そうだねぇ。うん。身体の場合は、心よりもウンと自然なんだね。心の場合、幼稚園時代の素質にもすでにたくさんの学習は入っている。その分、身体ほどには信頼性は高くない。だから幼稚園時代を持ってくるのもひとつの方便で、それはあなたのいう身体の世界ほど自然の世界ではないんだけど、〈いま〉に比べると自然なので、方便として幼稚園時代を使っている。一応、〈素質〉と名付けている。素質の、色の変わったものということで。あとは、あなたの論と同じだと思うけどね。

白柳　……同じでしょうか。

神田橋　違うのは、あなたの場合は、留めているものが外傷だものね、生体の〈外側〉から来る傷。心の場合は、適応のために生体が拵《こしら》えたもの、選んだものだ。それで、やや複雑なんだよ。

白柳　はい。私はいま、心理的な理由で起こる恐怖症――恐怖症というか自己制限と、身体的な理由で起こる自己制限とを考えていました。〈幼い頃、母にガミガミ言われたのが嫌だったから、高いところには上がらない〉という場合、〈ガミガミ言う母〉を〈留める自分〉として内在化しているでしょう。身体的な自己制限では、たとえば足に癒着があって、足の安定が悪くなっているから高いところが怖い。そうした場合、身体の状態が変わって、身体の対応能力に自信がつけば、不安定な足場への恐怖感はなくなります。

神田橋　そうですね。

白柳　ガミガミ言われたのが嫌だからという場合は、その感じが内在化してしまうと、もはやガミガミ言われない状況であっても、嫌だからできない、が起こりうる。これは状況に反応する身体的な怖さとは事情が違うと思います。

神田橋　それをボクは〈自動化〉として説明しようとしたんだ。ガミガミ言われてしなくなるでしょう。これはいちいちガミガミ言われたときの記憶を呼び起こして行動を制御するのではなくて、〈思い出して制御する〉プロセスを自動化している。だから精神分析でしようとしているのは、「ああ、自動化しているわ」と気付かせて、自動化する前の状態に戻す。

白柳　それはつまり〈自分一人で考えて決めている〉と思っていたことが実はそうではない、留める誰かを内在化させていますよと明らかにされるわけですか？

神田橋　そうです。

白柳　適応障害は、自分一人で動きたい・動けないとがんばっていたものが、内在化している〈留める自分〉に気づくことで事態が動き始める。先生はこのとき、動きたい側を応援される。身体の場合、〈留める自分〉である癒着に気づけないのは心と同じですが、癒着を実際にほどくことで、留められていた皮膚や筋肉は勝手に・自動的に動き始めます。ですから、〈留める自分〉に気づかせる・〈動きたい自分〉を応援する、の二種類の作業は要りません。先生の仕事に抱えと揺さぶりが要って、整体屋に要らないのは、そこの違いかと思います。整体屋の仕事は、揺さぶりだけで良い。作業は一種類です。

神田橋　そうだね。それは行動療法[127]も同じことを言っている。元々どうやって内在化したかとかいってるけど、それがわかったってどうしようもない。だから治療者側が初めから図式を考えて、「そういうふうになっていると思いませんか」と患者に言って、「それを乗り越えるためにいちばん良いのは、思い切ってしてみることですよ、試しにしてみない？」と言って、してみたらできた、と。

白柳　治療者の見守りの下で、とりあえず動いてみる。

神田橋　そうそう。「こういう一つの仮説があって、仮説が正しいかどうかはやってみればわかる。やってみてそれが乗り越えられたら仮説は有効だったねというふうになるから、やってみようじゃない」というのが行動療法。一プロセスですから、治療効果は断然早い。

白柳　はい。

神田橋　行動療法の全盛時代にはこんなのがあった。爆発恐怖症の人がいて、何かあると爆発するんじゃないかと恐れる。そういう人をお風呂場に入れて、そのお風呂場の中を空気の入ったゴム風船でぎっしり詰めて、ゴム風船の中に埋まったような状態にして。その風船を外側から一つずつ針で突くんだ。パアーン、パアーンって。そして全部爆発したら冷や汗は出るけど、死にはしなかったんで、ああ、爆発があっても冷や汗が出る程度だ、ということで一発で治った。そういうケースレポートがいっぱい出たんだ。

白柳　はあー、曝露療法[128]ですね。

神田橋　曝露療法です。〈わかる〉のは心の問題で、〈病気〉はもっと生理的な問題だから、生理的な世界を動かすほうがずっと良くなる。それが行動療法の始まりです。

白柳　はあ……。——私が先生の技法の根幹が抱えと揺さぶりだと気づいたのは、前回のテープ起こしをしていたときです。前回、先生は文字言語有害論をおっしゃったでしょう。そのときは納得できませんでしたが、テープ起こしで聞き直すうち、私も近いことは思っていると気づきました。自分の思いに近いことを、自分の感じとぴったり合う言葉で言われるとすぐに納得できる。でも近いことであっても違う言葉で言われると、違和感が残る。ぴたっときた！　それ！

127 一般的に「現代学習理論の法則にもとづいた有効な方法によって、人間の行動や情動を変える試み」あるいは「不適応行動を変容するために、実験的に確認された学習の諸原理を適用し、不適応行動を減弱・除去するとともに、適応行動を触発・強化する方法」と定義されている。精神分析理論が、症状や問題の根底に無意識の関与を認め、精神力動に注目するのに対し、構成概念を用いて説明するのではなく、症状そのものの発生と維持、消去に直接目を向け、行動理論に裏づけられた手続きを用いて症状の修正をねらうところに特徴がある（※３）。

128 曝露（療）法は、不安を引き起こす刺激場面に対象者を曝し、刺激への馴化を通して不安反応を減弱しようとするもの（※３）。

という感じは得られない。そしてこれも前回の話題ですけれど、自分と同じ視野・視点に合わせてもらうとそれが抱えになる、とのことでした。相手と視点がずれていると、言ったことが的を射ていても、腑に落ちにくい。「そうですね、なるほど、そんな考え方もできますね」のような知的理解にはなっても、「ああっ、そうですよね！」と芯から得心する感じにはなりにくい。と、そう考えて思ったのは、抱え・揺さぶりを考えるときに大事なのは、〈いかに相手の視点に合わせるか〉の技術であって、そのためには、共感する・理解するではなく、先生のいわれる〈身になる〉[129]が要るのだな、と思いました。

神田橋　そうだと思います。

白柳　だから『精神科診断面接のコツ』のいちばん大事な技術――いちばん大事と書かれていないからややこしいのですけれど、それは〈身になる〉なのだな、と。

神田橋　こんなふうに言うとあなたはわかるかな、大事なのは、〈抱える〉〈揺さぶる〉ではなくて、〈抱えられる〉〈揺さぶられる〉だ。

白柳　患者側が？

神田橋　うん。抱えると揺さぶるは、既に本人の中にあるわけ。〈生体の自然な成長力・対処行動というものは、抱えと揺さぶりによって構成されている〉と図式化すると、抱えも揺さぶりももう本人の中にある。そうすると、その抱えに同調してもらい、その揺さぶりに同調してもらう、それが良いわけだ。

白柳　はい。

神田橋　翻訳が難しいのは、英語でｌｏｖｅと言っても日本語の愛とは広がりが違うでしょう。そして同じ日本語でも、その人が持っている語義と別の人が持っている語義とはまた違う。たとえば「うちのお母さんは非常に厳しかった」と聞いて、「それは愛のムチというふうにも取れるけど？」と返す。それで視点がぴたっとなれば、ああ、そう！というふうになるし、合わなければ、何言っとるんじゃ、というふうになる。それを治療者側が「いや、それは愛のムチだよ！」と押すと、折伏《しゃくぶく》[130]になる。折伏洗脳。そうすると、内側はますます動かないものになる。そしてそういうことが起こりやすい人は、折伏洗脳を受けてきた人。折伏洗脳を受けてきた人は、治療者の折伏洗脳をも受けやすい。

白柳　しかも結果的には何も変わらないでしょう、腑に落ちたりはしませんから。

神田橋　悪くなる。それが心理療法で悪くなるひとつの動きだよね。

白柳　視点をぴたりと合わせてもらって、自分の感じにぴたりと合った応答を返してもらえたら、その後に気の利いた言葉なんか要らないでしょう。

神田橋　要らない。

[129] 神田橋條治『追補　精神科診断面接のコツ』（岩崎学術出版社、一九九四）によると、〈患者の身になる技法〉は患者の気持ちをよりよく理解するための技法とされる。①現実に場所を共有する（往診する、患者の椅子に座ってみる）、②イメージで場所を共有する（患者の家の間取図を描いてもらう）、③現実に身体を共有する（姿勢や動作を真似てみる）、④イメージで身体を共有するの四つがあり、④は自分の〈魂〉が自分の身体から抜け出て相手の身体にぴったり重なるとイメージすることでおこなう。詳しくは第十章参照。

[130] 相手の悪や誤りを打破することによって、真実の教えに帰服させる教化法。破邪（※1）。

白柳　自分が感じたのと同じ重さで「そうね」と言ってもらって、〈ああ、この人は本当に私をわかってくれた〉と感じたなら、それでもう十分抱えられている。そしてさらに〈動きたい自分〉と〈留める自分〉の拮抗関係に共感というかそこを共有してもらえたら、本人の中で抱えと揺さぶりが起こるわけでしょう。

神田橋　うん。次のプロセスが動きだす。それが、ロジャーズ[131]がいうクライエント・センタード[132]だよ。

白柳　はい。……ところで一つお訊きしたかったのですが——

神田橋　なんでしょう。

白柳　ここまで〈留める自分〉と〈動きたい自分〉のことを伺ってきましたが、少し前に、〈留める自分〉は自覚できない、〈動きたい自分〉しか自分にはわからないと言われたでしょう（本章一四八ページ）。この〈留める自分〉とは何ですか？

神田橋　たとえば、後ろ手に縛られているとしますね。

白柳　はい。

神田橋　後ろ手に縛られた状態であっても、手を使わなければ不都合は感じないでしょう。手を使おうと思ったときに初めて「あれ？」と気がついて、不都合状況が生じる。

白柳　はい。——ああ、その後ろ手を縛る〈紐〉が〈留める自分〉、ですか。それは何らかの〈言葉〉ですか？

神田橋　長い間に、本人の血肉に近いところに位置するようになった、もともと言葉に由来するフォーム、です。初めは言葉だったけれど、やがて血肉化して、身体とも言葉とも区別できないくらい、しっかり身についたフォーム。癖。〈反応プリント〉には固着、もしくは凝りと書いたけど。
白柳　先生は、その紐を言葉でほどこうとされるわけでしょう。言葉でほどく、ほどけるというのは、その紐がそもそもは言葉だからですか？
神田橋　違います。
白柳　では由来は言葉によるけれど、すでに本人の生活習慣になってしまった事態を、言葉だけでほどいていく、ということですか？
神田橋　「もう長年そうやって来ているとは窮屈とは感じないでしょうが」と言ったとすると、これは言葉ですね。
白柳　はい。
神田橋　そしてこの言葉によって、窮屈な状態が取れるわけではないですね。取れないけれども、窮屈という状態は揺さぶられる。「ああ、そういえば窮屈だ」と言って。そこで初めて本人の中に、縛っているものと縛られているものとの間に葛藤関係が生じるわけです。だから、葛藤関係が

131　Carl Ranson Rogers　一九〇二～一九八七。アメリカの心理学者。精神療法家。一九四二年の『カウンセリングと心理療法』において「患者」の代わりに「クライアント（来談者）」という用語を用い、クライアントに指示的、指導的に接するそれまでのカウンセリングに代わって、「カウンセラーはクライアントの力を信頼し、非指示的、共感的に接する」ことを提唱した。後、臨床の場を離れて、一般人を対象として「出会い集団（エンカウンター・グループ）」の実践や、さらには国際平和の活動家としても活躍した（※3）。
132　クライアント中心療法、来談者中心療法ともいう。一九四〇年代ロジャーズによって、精神分析と行動療法の批判のうえに創生された精神療法である。人間学的人間観を背景に、クライアント自身の主体性を生かし、自らの力で自らの価値観に気付き、望む方向へと自己改革を進めていけるようになることを目指す（※3）。

生じるように言葉を投げかけるんです。そのとき言葉がしているのは、本人の注意の誘導です。感覚の向け方を誘導している。

白柳　紐で縛られている感覚も、後ろ手で留められている感覚もない人に、「あなた、後ろで手を縛られてますよ」と気づかせるのですか？

神田橋　いや、「なんか身動きが自由でないみたいね、なぜか知らないけど」と言うと、本人がごそごそ動いてみて、「たしかにそうだな、なぜだろう？」というふうに思う。紐で縛られているみたい、というのはこちらの感触でしょう。でもそうではなくて、本人の内側に、自由には動けない元々の事情があるのかもしれませんから。

白柳　肩を傷めていて動かせないとか？

神田橋　そう。だから、本人が不自由さをなんとかしたいと試行錯誤するのを報告してもらったりして、いっしょにまた考えて。「何だろうなあ、いつ頃からそうなったかなあ」と言って。あなただったら「追突されたことはありますか？」と訊いたりするでしょう。それで、あったら、「では追突事故でその辺りに傷がついたのかもしれませんね」と考える。そうして不自由構造の明確化をする作業があるでしょう。

白柳　うーん……、心理屋さんである先生が〈現場〉にされるのはアタマ脳ですから、患者さんといっしょに〈不自由構造の明確化〉をする作業が必要なのだと思うのです。でも整体屋の〈現場〉はカラダ脳と身体ですから、お客さんと一緒に〈明確化〉する必要はあんまりないのですね。先生の場合は、自分を縛っている〈紐〉と、〈紐で縛られている自分〉と、その〈不自由を感じなくなっている自分〉が相手でしょう。

神田橋　そうです。

白柳　〈不自由を感じなくなっている自分〉にアタマ脳が気づいたとして、でも〈紐〉と〈縛られている自分〉にはまだアタマ脳は気づいていない。そこで〈不自由を感じなくなっている自分〉を揺さぶると――

神田橋　「気づかない」というのを揺さぶるの。

白柳　あ、そうか。――気づかないのを揺さぶると、アタマ脳は〈紐〉と〈縛られている自分〉とに気がついて、「あれ？　実は私は動きたかったんじゃないのかな？」と自発的に変化し始める、そういうことで合っていますか？

神田橋　そうです。

白柳　身体の場合は、アタマ脳が気づかないままでも変化するんですよね。

神田橋　ボクは、アタマ脳が登場することによって、ヒトは、霊長類から人になったんだと思うの。人間の持っている苦しみや悩みの中に、かなりの部分――ボクは大半だと思うけど、アタマ脳の登場によって作られている病というのがあるんです。

白柳　紐の譬えに話を戻すと、その紐は本来なくても構わないものでしょう？

神田橋　そうです。たとえば「きちんと正座をしましょう」ということは、その人の身体を縛るでしょう。そういうの。

白柳　文化的・家族環境的に、人間関係の中で作られた幻の紐ですよね。整体の場合は、現に身体が傷ついていて、その傷痕（癒着）が身体を縛っている。紐は実在するんです。だからそこでの私の作業は、現実の紐を見つけて、ぷちっと切るだけです。

神田橋　ああ、そこでね、あなたがボクの技法を取り入れてくれると良いと思うの。

白柳　どうやってですか？

神田橋　「ここが縛られているようですから、いまからゆるめますよ」と言ってから施術するのと、「来てごらんなさい」と言ってそのまま施術するのとの違い。そうすると施術がうまくいったときに「ああ、よくなった！」という認知が、よくなってから生じるのではなくて、よくなる前に準備されている。

白柳　お客さんに「ここに現実の紐があるのかあ」と思わせておくのですか？

神田橋　「はあー」とか「へええ、そんなもんかねえ」とか。「そこがいまから施術されるんだなあ」と注意していると、それが取れた瞬間、「ああ、よくなった」。

白柳　その実感は、ある人とない人とがおられます。最初の一回目の施術では、「あなたは肩が痛いといってここに来られましたが、肩が痛い原因は腰に問題があるからですよ」という具合に説明がてら話すことが多いです。そして、「だから腰から施術しますね」と言って――

神田橋　そこ。そこであなたの施術がもっとソフィスティケートすると思うんだ。「今日の見立てではどうも腰に問題があるように見えるけれども、そういう見方についてどう思いますか？」「なにか思い当たることはありますか？」とか訊いて。そうして「だから今日はここだけ施術して、それで肩の痛みがどうなるか見てみましょうよ」と言うと、本人は施術される人ではなくて、

白柳　〈二人でする整体活動〉に参加する人になる。〈これは見立てであって、見立てというのは仮説ですから〉という雰囲気で言って、それで施術して「どうですか？」と訊く。

神田橋　すると私は〈分かった顔〉で施術しすぎるということですか？

白柳　そう！

神田橋　「ここですわ」ではなくて「ここかな？」

白柳　「ここですわ」「してやるから」「ほら！」「だろうが！」って言うから——

神田橋　（苦笑）ええー、そこまでかなあ。

白柳　うまくいくと〈神の手を持つ施術者〉になってしまうわけよ。「もう全部お任せすれば、いちばん良いようにあの先生が決めて、ぱっぱとやってくれる」。神の手を持っているというふうに言われると、有名になるのと、うまくいかなかったときに恨まれる。騙された、とか。

神田橋　ああ——。

「こういうふうにこういう見立てでしますから、評価の用意をしておいてくださいね」と言って施術して、「どうですか？」と評価を訊くと、いっしょにしているから、訴えられることはないわけです。どうなるかというと、文句は言われる。「先生の見立ては外れますね」とか言われて、「あ、そぉお」とか言う関係にはなる。それがあなたのいまの仕方だと、「そうですか、悪いんですか、任せなさい」という感じになって、「お任せします」となって、うまくいかなかったときに、自分もがっかりするけれどお客さんも「なんだ」となる。でもあなたの仕方のほうが、いま、多くの医者がしていることなんだけど。「あなたはうつ病です。うつ病にはこの薬です。

飲みなさい」。

白柳　私が店でしている仕事の仕方でいうと、半分くらいですよ、きっと。半分くらいは相談してますからね、たぶん。

神田橋　でも全部相談の形に持っていくとね、一方では〈相談ずくで施術してくれる先生〉。もう一方では、〈底知れぬ技術力を持っている先生〉にもなるわけです。

白柳　なんでですか？

神田橋　「いま、さしあたってはこういうふうに見立ててしますけど」と言うでしょう。

白柳　「まだまだ次の手があるで！」ということですか？

神田橋　ええ。「まだ次の手、まだまだ次の手も持っている人じゃないかしら?!」。

白柳　（笑）そんないいものになるかなあ。

神田橋　なるよ。相談し合って分け合えば、気が楽になるよ。細やかに細やかに心を配ることによって、気が楽になる。

白柳　でもいまのお話で思い当たるのは、やっぱり奇天烈な部分に引け目を感じているのです、自分の施術の仕方に。自分でしていて思いますけど、「肩がこりました」とお聞きしながら、私は肩には施術しませんから、これは、ものすごく説得力がないのです。

神田橋　うん。

白柳　私がいまよりもっと下手だったときには、一回目の施術のここぞの場面で、結果が出せなかったりもしましたし。そうすると、肩こりって言っているのに肩に施術もしないで、となりますから、どうしても、「私がした施術は間違っていないし、いい加減をしたわけでもないです。まだ途中なんです」と、防御線を張らずにはおれなかった。

神田橋　それはあるのでしょうね。でも相手のほうにセンサーの準備をしてもらう作業をしておけば、「ああ、三分の一くらい軽くなった」とか、そうなりますよ。

白柳　近頃はようやく、その感じが出てきているように思います。

神田橋　あなたの技量で、まったく自覚症状が動かないことは一回目でもありえないよ。

白柳　でも、本当にわからない人はおられますね。

神田橋　だからその人たちにはセンサーを――

白柳　あ、いえ、センサーというか改善の目安を伝えてもわからないみたいです。

神田橋　あ、そう。たとえば肩を自分で挙げてもらって、痛くなるところまで挙げてもらって、その高さを調べる。それで施術して、また挙げてもらって、「ほら、これだけ挙がるようになった」とするとわかるでしょう。

白柳　ああ。

神田橋　だから初めに不都合の状態をいろいろ調べておいて、それで動きそうなところを測定しておくんです。そうでないと、感覚だけではわからないものね。

白柳　お客さんのご主人は改善に気づいておられて、奥さんに「このごろ顔色がいいなあ」と言っておられる。でも当の奥さんは「痛いまんまだ、何も変わっていない」。

神田橋　うちにも来られるよ。うつ病の人で「ぜんぜん良くなりません」ってね。「あなたはむかしはゆっくりしか話されなかったけど、近頃はどんどん喋られますね」と言うと、隣にいるご主人が、「ほら見てごらん、先生もちゃんとわかっとるがね、よう喋るようになったがね。よくなっとるよ」。本人は「いや、憂鬱です」と言って。

白柳　本人は気づかれないでしょう？　どうされますか？

神田橋　「まだ、本当のところはよくなっていないんでしょうね」と言う。

白柳　——そうですね。その感じはわかります。実感できるほど変わっていないのは確かでしょうから。

神田橋　「どうしてかというと、治療の効果が現れるのは枝葉のところからですから。私たちは、枝葉がいいほうに向いたら、この治療はいい方向に向いていると思いながら、やっていくのですよ」と。

白柳　はい。

神田橋　枝葉のところがよくなったら、「最終目標は何か？」と訊くような人がおられます。

白柳　はい。

神田橋　その場合は、「最終目標は、再発しないような心身になることだけど、そこまで行ける人は少ないけれど、一応、目標としては立てている」と言う。

白柳　〈少ない〉と言うのですか？

神田橋　うん。少ない。治ってしまうけど、また再発してまた治療する、という人は多いけれど。「最終目標は、そういうことをしたりしながら再発はしない。同じ病気では再発しないというのを目標にしてやっていますよ」。あなたの場合は、再発しない人はすごく多くなるでしょう。

白柳　そうですね。やはり腕が上がると、一回の施術で出せる変化も大きくなりますし、二回目三回目の施術で「ひと山越えますよ」と予告できたりもします。そうなってくると、肩こりで来られて、肩に施術せずに帰ってもらっても、「でも身体ってそういうものですから。間違って施術しなかったのではなく、違うところから施術するのは私の方法ですから。とりあえず触《さわ》れるところからしか触れませんから、こういうふうにするんです」というようなことを言っても、納得してもらえます、結果が出せていれば。

神田橋　うー……ん。

白柳　まだ〈任せなさい〉ですか？

神田橋　「触れるところから」と言わないほうがいいね。

白柳　なぜですか？

神田橋　「いちばん最初に強い薬を使わないのと同じことで、安全なところから・安全なところから治療を進めていこうと、それが正しいと私は思っています」というような言い方があるんじゃないかと思うけど。

白柳　そこで紐の譬えに戻るように思います。先生の場合は、幻の紐を自覚させて、そこに自分の欲求をぶつけさせるでしょう。〈欲求＝動きたい自分〉と〈紐＝留める自分〉のぶつかり合いは大きい話でしょうから、いきなり大きい話をさせると大激突になって危険です。でも整体の場合は〈紐＝癒着〉ですから、なるべく大きな、といってもサイズではなく深刻さの大小ですが、大きな癒着から施術するほうが話が早いしご本人も楽になるのです。だから、いちばん大きな癒着から剥がす。

神田橋　うん。

白柳　ただ、身体にとって重要な癒着は、同時に、いちばんの弱点でもありますから、その点、身体はすごく慎重です。施術を始めてすぐのときに筋力検査で見つけられるのは、比較的問題の軽い癒着です。その癒着がうまく剥がせたら、徐々にあるいは一気に重要な癒着が見つかるようになります。筋力検査を通してお客さんの身体が私の腕前を測り、その上で、施術の実力に応じて相応の癒着を任せてくる、そんな感じです。ですから私の理解では、筋力検査をするその都度都度、私の実力に任せうるいちばん深刻な癒着が検出される。そして〈検査〉で検出できたところからしか施術はできませんから、説明としても、「触れるところ・目立つところからしか、触れません」という話になるのです。

神田橋　そうしたら、「〈ここを施術して〉と浮き出ているところから」と言うと良いよ。触れる、という言葉があんまり良くない。触っても大丈夫なところ、とか、触っても差し支えないところ、とか。「いまちょうどそこから施術をスタートしたら良いという場所は、痛いとかこっているとかいうところとは違うのです」。

白柳　私の感じとはちょっと違います……。

神田橋　そうじゃないの。どんな言葉で説明するのが良いかなあと思って。あなたの言っていることはだいたいわかるんだけど……。

白柳　いちばん深刻な癒着があって、その癒着の負担をいちばんたくさん引き受けるところに、症状が出ます。だからたとえば車の追突事故でできたムチウチでいうと、追突されて、車の座面で筋肉を傷めて、おしりに癒着ができる。それでおしりがおしりの仕事――たとえば足を支えるができなくなると、その仕事は肩が引き受ける。そうすると、肩まわり、たとえば肩・首・頭に症状が出ます。お客さんに自覚できるのは肩・首・頭の症状だけで、整体ではその症状をゆるめたいわけですが、おしりの癒着がうまく剥がせれば、肩まわりに施術する必要は必ずしもない。だからおしりからスタートして肩がゴールというわけではなくて――。

神田橋　なるほど。じゃあそれをどんなふうに、どんな言い方で説明するの？　お客さんは、肩が痛い。あなたには、おしりのところから繋がってきていることがみえる。だからおしりに施術すれば良いとわかる。それを本人に「ああ、そうなのか」と納得させるのにどんな言い方をするの？

白柳　「おしりをねー、かばっているからですよー」。

神田橋　あ、それならわかる。

白柳　え、そうですか。

神田橋　「私の見立てではおしりが悪くて、そのおしりをかばって、肩が無理を強いられていると思うのですよ」。

白柳　そうそう、そうです。

神田橋　「一応その考えで施術してみますから、肩のほうをみておいて」。

白柳　ん？　みておいて？

神田橋　そう。じいっと注意しておいて、と。

白柳　おしりを施術しながらですか？

神田橋　そう。

白柳　ああ……。

神田橋　本人は肩のところに症状が、訴えとしてあるわけでしょう。その訴えが軽くなっていけば、おしりを施術するという私の見立てが正しいことになるから、肩の症状がどんなふうに動くか・動かないか。まったく動かなければ、見立てが間違っていることですから、って言って、本人に注意を凝らしておいてもらって、「どうですか？」「肩の具合はどうですか？」と訊く。

白柳　ああ――。その言い方なら良いのですか？　その言い方でしたら、したり・しなかったりです。

神田橋　それをしたら良い。たとえば風邪を引いていろいろな症状が出たときに、「これはウイルスのせいでいろんな炎症が起こっているのだと思うから、抗ウイルス剤を使います。それでウイルスが減ってくれれば、三日くらいでいろいろな症状は減っていくはずですから、ちょっとそうしてみましょうか。苦しかったら、咳止めや解熱剤を使ってもいいけれど、そうすると抗ウイルス剤が効いているのかどうかよくわからないから、あなたが我慢できるようならウイルスの薬だけ出して、あとの余計な薬は出さないという治療があるのだけど、どうしますか？」と訊くでしょう、優秀なお医者さんは。つまり「症状というのは、センサーとしての役割をすることがあるので、症状の様子をじいっとあなたがセンサーとして観察していれば、本当に私の施術が効いたのかどうか、ただ症状を消すだけなのかがわかりますよ」と言う。

白柳　ああ！　では、「ここの症状で困ります」と来られたお客さんに対して私は、「根本の原因はこちらですよ」と説明しているけれど、「この根本の原因を動かしてみるから、症状が変化するかどうかみておいてね」と言わなければいけないのですね――！

神田橋　そうです。それで「私の見立てが正しければ、施術している間に、施術の間だけでも、なんらかの変化が症状の部分に起こるはずだから。起これば、その変化は帰られた後も少しずつ進行していく。根本の部分の改善が進行しているかどうかが、症状の変化によって測定できます」。

白柳　――わかりました。私は「根本に目を向けています」と説明するけれど、お客さんはその時点で、観察物を取り上げられた格好になるわけですね。

神田橋　そうです、ええ。それだともったいない。もったいないというか、本人はお任せするしかなくなってしまう。

白柳　それは、おもしろくないですね！

神田橋　観察を続けてもらうと、こんな話になりますよ。「帰ってからその日の晩は、余計に痛くなって眠れませんでした。だけど翌日に目が覚めたらすーっとよくなってきました。歯医者に行って歯をいじってもらった晩に痛くなるのと似てますね」って。そうするとあなたは、「その要領で、いま症状のあるところを注意していてもらうと、施術が中《あた》っていれば、似たような経過が起こりますからね」。こう言えば、一緒にしている感じがするでしょう。

白柳　はい。

神田橋　あなたは、責任を持って引き受けていることを表に出しすぎるから。責任を持って引き受けているんだけど、まあ一緒に、あっちこっち試行錯誤しながらしようじゃありませんか、というふうに言う。接客術。接客術だけれども、精神療法はそういうものだから。評価者としての役割だけでも、あなたがしてね、と言う。だって、痛い・痛くないはこちらには見えないわけだから。

白柳　ほんとですね――！　わかりました。ありがとうございます。……と、いうところでそろそろまとめに入りたいのですが、今回の一連のお話を通して納得したのは、先生の技法修得においてとにかく大事なのは相手に視点を合わせることであって、そのための技法として〈身になる〉がある。そして〈身になる〉はまた、抱えと揺さぶりのための基本技法でもある、ということでした。

神田橋　今日の話でボクが気づいたのは、〈抱え〉と〈揺さぶり〉という表現よりも、〈抱えられ〉〈揺さぶられ〉のほうが、誤解が少なく伝わると思った。

白柳　私が抱えているつもり、揺さぶっているつもり、ではなく、ですね。

神田橋　うん。だから〈抱えられ〉が向こうに起こっているかな？〈揺さぶられ〉が向こうに起こっているかな？というふうに思い続けることが、技法上は大事だなということを、今日あなたと話していて感じました。

白柳　技法の本を読んでいても、〈どういうつもりで何をするのか〉が明記されていないと印象が漠然とまとまらないことがあります。先生のご本も、まずは〈身になる〉が技法の根本にあって、さらに〈抱えられ〉〈揺さぶられ〉をきちんとしよう、これはそのための技法説明書だ、ということだったのですね。

神田橋　ボクの技法を修得しようと思う人は、ひとりひとり違う人でしょう。だから、抱えられ体験や揺さぶられ体験が生じるような仕方は、その人ごとに個性がある。同じ勉強をしてもね。

白柳　でもいちばんの目的は、患者さんに抱えられ・揺さぶられの感じを確実に起こすことなのでしょう？　であれば、いろんな仕方はあるにせよ、結局の最終目的はここだよ、と明記してほしかったです。

神田橋　『精神療法面接のコツ』では〈抱え〉と〈揺さぶり〉と書いたから、表現が曖昧で、〈数ある技法のひとつ〉のように見えたんだろうね。こちら側がする〈抱え〉〈揺さぶり〉から、相手側に生じる〈抱えられ〉〈揺さぶられ〉に言い方を替えれば、それが生じるようにするためにさまざまな技法がある、というように、読む人が少しわかりやすいかもしれないね。

白柳　はい。

神田橋　それで、じゃあその抱えられ体験・揺さぶられ体験が何かというと、あとは、生体のもつ自己調整力にゆだねるわけだ。

白柳　……抱えられ体験・揺さぶられ体験を何のために引き起こすのかというと、その人のもつ適応障害――症状のうちの、言葉のやり取りで動かせる部分を動かすためでしょう？　それ以外の動かせない部分に対しては、たとえば愛着障害であれば愛着障害のフラッシュバックを治療するとか、発達障害であれば発達しやすくなる食べ物を積極的に食べるとか、まわりの理解を求めるようはたらきかけるとか、別の方法が要るのでしょうから。私が理解したところでは、純粋に言葉だけで改善できるのは、適応障害だけじゃないかと思いました。

神田橋　まあね。

白柳　とすると他のどんな問題であっても、言葉の要素は必ず伴いますから、なんらかの形で言葉による治療が必要になる。けれど、愛着障害や発達障害の本質部分については、言葉による治療で貢献できる程度は低い。

神田橋　低いです。

白柳　だから、それらについては別の仕方で抱えようというのが先生の技法のひとつであって[133]、でも言葉にまつわるつらさについては、言葉で治療がなされる。

神田橋　有害の原因を探すと、言葉の領域は広いよね。でも改善の方策を探すと、言葉の領域は狭い。だからマイナス探しをすると、言葉の領域はどんどんどんどん広げられるよね。

白柳　精神分析で〈語る〉ことが重視されるのはそのためでしょうか。でも語る部分を重視しなくても改善できますよ、という行動療法のような考え方が一方で出てくるというのは、視点さえ合わせられれば、あいづちひとつでも変えられますよ、という要素があることを示すでしょう。

神田橋　生体を信頼する、という、ね。

白柳　――そういう言い方で括られると、また話が曖昧になります……。

神田橋　ミルトン・エリクソン[134]とロジャーズが〈無意識界〉と呼んでいるもの、身体の占める機能、生物としてのはたらき――いのちの機能。その根源を大事にする、ということになるから。

白柳　いや、そのまとめは――私は――

神田橋　イカン？

白柳　イカンと思います。

神田橋　好かんの？

白柳　好かんというより……、技法を組み上げるのは、曖昧なところから焦点を絞り込むための作業です。結局どんな技法を使っても、最後は、生体自身にまかせなければ仕方がない。だからこそ大事なのは、その最後の手前の、こちらにできるお膳立ての部分をどうするの？です。それを、最後は生体への信頼ですとまとめると――そりゃなんだって最後は生体への信頼ですよ。

神田橋　そこはやっぱりボクとあなたの年齢の違いかもしれないな。

白柳　そうですか？

神田橋　ボクもむかしはあなたと同じように考えてた。技法論を論じるときに、本質の話を持ちだすと全部オシャカになる、って。でも年をとってくると、いま言ったみたいな結論になる。――

133 神田橋からの追記…一．発達障害に関しては『発想の航跡　別巻　発達障害をめぐって』（岩崎学術出版）を出しました。そこに診断治療についてのボクの技法をまとめてあります。二．愛着障害に関しては『心身養生のコツ』（岩崎学術出版）や『神田橋條治の精神科診察室』（ＩＡＰ出版）の中に「コアラの気功」という技法を載せています。この技法によって、愛着障害の治療はずいぶん効率よくなりました。

134 Milton Hyland Erickson　一九〇一～一九八〇。アメリカの催眠療法家で精神科医。一九一九年ポリオに罹り、目以外の全身が麻痺した時期に、家族の会話を仔細に観察。言葉による伝達の意外な非言語的側面を発見し、後に独学により発展させる、従来の催眠とは趣の異なる技法に援用する。対話に暗示や逸話をちりばめ、融通無碍に相手の資質や経験を「そのまま活用」する技法で、クライエントごとに異なるアプローチを行った（※3）。

あなたも八〇頃になったら変わるかもしれん。

白柳　そうかなあ……。だって技法ですよ。少なくとも、あれではなくこの技法、といったときには、良い悪いではなく、それなりに明確な区わけが要るでしょう。

神田橋　技法というのは〈効率〉で考えるわけだ。効率の良い技法というのは、それを駆使する術者の個性と不可分のものだから、年をとってくると、「まあみんな、自分に合ったようにしなさい」というような……。

白柳　先生の技法では、〈抱えられ〉〈揺さぶられ〉体験を引き起こすことが、技法の根幹なわけでしょう?

神田橋　そうです。根幹はそうです。揺らがない。

白柳　だからそこを言ってほしい、というのです。その後に、使い手の個性ですよとか患者さんとの相性がありますよとかいうのは、あって当然です。でも、いろいろあって当然の技法群の中で、その中でも自分はこういう考えで技法を組み上げたというのですから、後から学ぶ人のためには、「結局なにを学べばいいの?」が要るのです。先生が達観した後で振り返って、「もっと曖昧なものでした」と言われるのは、達観した自分の感想としては良いでしょうが、後を追う人の道しるべにはなりません。「いや〜、山のてっぺんは気持ち良いですよ」じゃなくて、どうやってそこまで行ったのかが知りたいのであって。

神田橋　それはボクもそう思うよ。だけど、「ボクはこう登ってきました」しか言えないような気がする。

白柳　「ボクはこう登ってきました」は役に立つ。「てっぺんは気持ちいい」は役に立たない。
神田橋　立つよ。
白柳　立ちませんよ。もうすでに「気持ち良いのだろうな！」と思っているからこそ目指すのですから。気持ち良いのはわかっているよ、でもあなたはどうやってそこまで行ったの？という話ですよ。

↗穏やかな雑談みたいな雰囲気の会話となる。それは音声の世界であり、〈いのち〉に馴染む。記述の世界での言葉は客観姿勢の言葉に偏りがちである。〈精神〉に馴染むけれど〈身体〉には馴染まない。

いのちが妨げられている（＝生きづらい）構造（機能を含む）のうち“与えられたもの”として備わる困難さについては、次の３軸で理解する。

① 受精のときに定まっている：発達障害、双極性障害、脳を含む生来の特質

② 受精から新生児まで：胎内の愛着障害、栄養不良、出産障害、新生児の脳障害

③ 出生後の個体⇔環境の相互プロセス：愛着障害、PTSD、環境不良

いずれも個体それ自身の意思でどうにかできる（できた）種類の問題ではない。

⇒あなたの責任ではない、運が悪かったせいである

治療・援助の基本姿勢は、〈いまの生きづらさに対処するための〈より良い方法〉を探しましょう、未来に向けて、いまの瞬間から〉。

いのちが妨げられている（＝生きづらい）構造（機能を含む）のうち“対処するために選ばれた方策”が適当でなかったせいで生じた困難、言い換えると〈適応下手〉については、適応の拙さの結末が更なる適応の（上手や下手な）方策を生み、それがドミノ倒し的に構築されて〈適応障害〉の病像を現わしている。

治療・援助の基本姿勢は、その方策の登場した経緯を推

（P189へ）

白柳さんのプリントに対する反応

人間を客観的に眺め・考え・論じようとする姿勢から生じるのが、身体要素と精神要素の二分図である。治療・援助を考える際に好ましい客観的二分法は物質と構造（機能を含む）である。〈死〉は物質がほぼ変わらぬまま構造（機能を含む）が止まった状態である。

主観体験に立脚する姿勢から生じるのが心身不二の〈いのち〉であり、いのちが病気になる。治療とは構造の自律システムの改善作業であり、物質である薬物投与の多くもシステム改善の意図である。物質投与の中のごく僅かに、物質の過不足を修正する意図を持つもの（ビタミン・ミネラル・栄養食品など）があるが、それとて構造の自律システムへの援助である。

どの姿勢を採るかで、使う言葉が異なる。客観の姿勢からは〈精神〉用の言葉と〈身体〉用の言葉とが分かれる。主観体験の姿勢から生じるのは〈いのち〉に直接語りかける言葉であり、具体的には平易な日常語、それも身体にも心にも用いられる言葉である。例えば〈要る・要らない〉〈好き・イヤ〉〈気持ちいい・悪い〉などがそれである。総じて、文字を思い浮かべなくても理解できる言葉、すなわち音声言語となっている言葉が良い。

加えて、すべての援助（排除を含む）は自律システムにとって有益であるか否かについての〈現時点での仮説と予想〉に基づく働きかけであり、物質投入とて同じ意図である。そのことを、受益者に開示しておくことが倫理である。

やりとりは、日常会話の延長、の味わいとなり、究極には↗

↗する。その際には既成の流布している診断基準をも参考にする。

見立てを確かめてゆくための問診は〈いま現在〉〈この場〉から問いを進めるが、〈困り感〉が共有されているなら、〈困り感〉の周辺の明細化が〈いま・この場〉である。

2）当事者が理解できそうな表現で、見立てを告げる。留意するのは〈〈困り感〉の内容〉が援助の標的であり、困っている〈あなた〉は健康であるとの仮説である。これは形としては〈病部分の外在化〉であるが、この操作の真の目的は〈とりあえずの健康部分の救出〉を目的とした治療操作である。

見立ては当然、仮説として提示される。〈仮説の提示〉は当事者の自律システムのうち、より健全なものを引き出す誘惑でもある。それゆえ、二人で共有し易い日常語でなされることが望ましい。さらに、この操作は当然、構造（機能を含む）に揺さぶりをかけるので、その反応・効果の観察が伴うのが有用である。この行き交いのプロセスが全治療の基本構造であることが望ましく、この基本構造のプロセスを繰り返すことが順調な治療の進行である。

現時点での〈困り感〉を治療の標的として援助の提案を行う。患者の〈困り感〉の中で患者自身にとって異物感として対象化されている部分から取り掛る。

双極性障害、発達障害などの場合は、診断ラベルが納得感を伴って受け入れられていたり、前の医師や家族によって貼られた単なるラベルの位にあったりする。診断ラベルが

（P191へ）

理し、仮説として提示することで、共有する歴史理解（仮説）と未来へ向けての方策（治療仮説）を作成する。

歴史理解を作成するに際して、以下の作業仮説が共有されていることが望ましいが、とりあえずは治療者・援助者側の心得として保持しておくだけでも有用である。

治療仮説：個体はこれまでの人生で“与えられたもの”としての困難を抱えてなんとか適応を工夫し、模索してきた。その当時いくらか役立った工夫は、維持され繰り返され、根をおろした。しかし、“与えられたもの”も環境も時間とともに変化するので、同じ方法では事態との齟齬が徐々に大きくなり（下手さの拡大）、適応不全が生じ、〈症状〉へとつながっていく。複雑系である〈いのち〉とおなじく複雑系である〈環界〉との関係で採用され維持されてきた適応の工夫は、〈下手であったにしても〉その当時の個体がとりうる最善の方策であったと仮定する（いのちの知恵への畏敬）。

以上の仮説を（出来得る限り共有して、それを）基盤に、診断・治療の行為を進める（出来得る限り、共同作業として）。

1）全体の雰囲気から、当事者の〈この場での適応行動群〉を読み取り、その中から、いま手を結ぶことのできる機能を仮説的に察知して、そのレベルでの関係を試行錯誤を介して作り上げる。具体的には、〈自覚できている困り感〉を抽出できたら、こちらの〈援助の意図〉と手を結ぶことが容易になる。それができてもできなくても、やり取りでの雰囲気から、①②③の３軸の見立てを仮説↗

ある。その反応が起こったら〈揺さぶり〉発動の時期である。この停滞の部位は特に有用で強力で頻用されてきた対処方法のセット（凝り・固着）であるから、その有用性を明らかにするように、言葉や触診を用いて推測を投げかける。有用性を話題にする作業は、対処方法の異物化作業である。

固着している有用作用の機能と来歴とをプラスの評価を添えて話題にすることは対処方法のセットの中から〈とりあえずの健康部分〉を救出する作業である。プラスの評価を添えるのはいたわりの作業である。マイナス評価を添えると貶めの気分が添えられてしまい、健康部分の救出がし難くなる。異物化されたものは観察の対象となり、対話の話題と成りやすい。その場から自発的〈揺さぶり〉が発動する。

すべての治療作業の基本方針は“与えられたもの”はすべて活用されることが望ましい、とする価値観である。〈捨てればゴミ、活かせば資源〉である。阻害物や阻害状況から解放されると、“与えられたもの”は自然な成長の成果として力強くなってゆくが、それは植物の成長よりもゆっくりした歩みであるから、〈希望〉をかける程度の扱いが望ましい。

充分に対象化され、かつ患者・治療者の双方に納得感を伴って受け入れられている場合は、双極性障害なら気分安定薬の選定、発達障害ならば脳の発育に役立つサプリメントの選定などに進む。単なるラベルの位にあったり、患者・治療者のいずれかに納得感が伴わない場合は、診断ラベルの再検討の作業に進む。

次に前医から貰っている薬剤のそれぞれの効用や副作用を説明して、残すものと排除するものとを話し合いながら整理する作業を行う。これは薬物を異物化する操作でもある。以上が初回診察の必須手順である。

以上を纏めると〈抱え〉である。〈いのちの〈自然治癒力〉に最良の場をしつらえる意図に基づく作業〉である。言いかえると、この段階での〈抱え〉は、すでに患者の内部にスタンバイしている〈自発的揺さぶり〉すなわち、いのちの〈革新の志向〉を始動させ、好ましい〈ドミノ倒し〉の展開を期待しながら見守る。この対応だけで治療を進めるのが理念としての〈クライエント・センタード〉である。

抱え一途で流れについて行くと「コツン」という躓き感が現れる。「オヤ？」と思う。そのままで流れについて行くとまた「コツン」と躓く。ドミノ倒しが止まったときの感触である。繰り返すうちに同じ流れが同じところで躓いているらしいと推察できる。それは〈アタマ脳〉が感知するのである。このときはまだ〈揺さぶり〉の発動の時期ではない。「コツン」が治療者の全身に響いたとき、それは、治療者の〈カラダ脳〉が「コツン」と躓いたことをアタマ脳が感知したサインで↗

白柳の整体について

白柳直子

一　アタマ脳とカラダ脳

整体の技法に関連させて、脳のはたらきを大きく二つに分けて理解します。便宜的に、それぞれ〈アタマ脳〉〈カラダ脳〉と呼び分けます。アタマ脳が管轄するのは個体の〈外界への適応〉で、意識・意思・心のような、いわゆる精神の領域を担います。一方、カラダ脳が管轄するのは個体の〈体内環境の調整〉で、消化・吸収、呼吸、姿勢の保持、排泄、免疫といった活動の調整にはたらきます。

アタマ脳とカラダ脳は、それぞれ管轄が異なりますが、必要な情報は共有・伝達されます。たとえば寒い状況に置かれ、皮膚や吸気で寒さを感じた場合、カラダ脳はホルモンを出したり、神経のはたらきで筋肉をはたらかせたりして、体温を上げるようはたらきます。これは、カラダ脳と身体の間で生じる〈自動的〉で〈無意識〉なはたらきで、それでもしのげない場合は、〈寒い〉という情報をアタマ脳に送り、暖かい服を着る・暖房をつけるといった行動をとるよう促します。

アタマ脳・カラダ脳・身体の間ではさまざまな情報共有・伝達が行われますが、体内環境の詳細な状況情報・調整作業のすべてが、カラダ脳からアタマ脳に伝達されるわけではありません。たとえば、イスに座ったときと立ち上がったときとでおしりの血圧をどう変化させているか、食べた食事をどのように消化・吸収しているかなど、アタマ脳に自覚できないことは多いです。ある動作において、どの筋肉を使うか・関節にかかる圧力をどう調整するかといったことも、アタマ脳には知ることができません。次項で述べる癒着の部位がアタマ脳には把握できず、自覚症状の部位だけが把握できるのも同じ仕組みによるものだと理解します。

二　癒着について

癒着は、傷痕にできる瘢痕組織《はんこんそしき》のことで、一種のカサブタです。カサブタは皮膚の外にできる血の固まりですが、癒着は身体の中（および表面）にできます。私がする整体ではこの癒着を筋力検査で探し出し、剥がしていくことを目指します。

癒着は、コラーゲンの固まりです。血液・体液を通さず、伸び縮みせず、神経も通っていません。出血あるいは体液の漏出をとめるために作られますが、その性質上、一度作ると分解はしにくいです。癒着が傷痕に残ることで、その周囲の皮膚・筋肉のはたらきは損なわれます。そしてそのはたらきを補うために、その周囲、ひいては全身の皮膚・筋肉が負担を引き受けます。〈かばい〉です。このかばいが、周囲および全身の皮膚・筋肉の過労と慢性的な血行不良、それに伴う自覚症状を生じさせます。

一般的に、自覚症状を現すのは、癒着とその周囲ではなく、癒着をかばっている、本来健康な皮膚・筋肉です。ですから、癒着を剥がし、皮膚・筋肉のはたらきを回復させることでかばう必要をなくせば、自覚症状は軽快・消失していきます。

第二部

座談会　出たとこ勝負の技術対話

易しいリラクセーション法

座談会　出たとこ勝負の技術対話

参加者　神田橋條治（精神科医）　杉山登志郎（精神科医）
　　　　高　宜良（精神科医）　白柳　直子（整体師）

白柳　このたびは、神田橋先生と私が以前に作った対談本を出し直すにあたりまして、杉山登志郎[1]先生、高宜良[2]先生にお願いしまして、いっしょに、神田橋先生のお話を伺えることになりました。――どうぞよろしくお願いいたします。

杉山　これはどういう話をする座談会なのですか？

白柳　えーと……、それほどかっちりとは決めていないのですが……。決めたほうがいいですか？

神田橋　いやあ、出たとこ勝負でいいよ。――そういえば〈出たとこ勝負〉は土居健郎[3]先生のお好きな言葉でね。

高　土居先生が〈出たとこ勝負〉と言っておられるのに対して自分は〈行き当たりばったり〉だ、と何かに書かれていましたね[4]。

神田橋　そうそう。土居先生といえば『「甘え」の構造』（弘文堂、一九七一）が大ベストセラーになったけれど、先生は、師匠の古澤平作[5]先生と意見が合わなくなって、それでメニンガー・クリニック[6]に留学したんだ。メニンガーで「前の師匠とは意見が対立して別れた」と話すと、みんなから「それはアクティングアウト[7]だろう」と言われた。でも日本人の感覚として〈合わない師匠と別れて違う師匠を探す〉はそれほど不自然なこととは思えなくて、そのときの印象とメニンガーでの経験をもとにして〈日本には、別れてもつながっている文化がある〉〈甘えの文

1巻末の著者略歴参照。

2巻末の著者略歴参照。

3一九二〇～二〇〇九。精神科医。精神分析家。広い視野から臨床理論を構築した。『「甘え」の構造』の著者であり、彼の理論は「甘え」理論と呼ばれる。一九四二年東京帝国大学医学部卒。米国メニンガー精神医学校への留学は一九五〇年（※3）。

4二〇〇二年に行われた神田橋の講演「精神療法と語り」（『語り・物語・精神療法』北山修・黒木俊秀編著、日本評論社、二〇〇四所収）の冒頭で披露される。

5一八九七～一九六八。日本における精神分析の祖。一九二六年東北大学医学部卒。同医学部で丸井清泰教授に師事するも説得療法的な丸井の提唱する精神分析に異を唱え、精神分析の本質は自由連想法と抵抗・転移の分析からなることを見抜き、一九三二～三三年ウィーン精神分析研究所に留学。Sterba R から訓練分析、Federn P からスーパービジョンを受けた。論文に「罪悪感の二種―阿闍世コンプレックス」がある。一九五五年、日本精神分析学会を創設、会長となると同時に国際精神分析協会日本支部長をも兼ねた（※3）。

6アメリカの精神科医、精神分析医のメニンガーがその父・弟とともに一九二五年に設立した。それまで外来患者を対象としていた精神分析の治療原理を入院に応用し、世界の力動的病院精神医学を代表する施設となった。なお、メニンガーは一九四五年にはメニンガー精神医学校をも設立した（※3）。

7行動化。精神療法に関する精神分析概念の一つ。言葉による表現を主な伝達の手段とする精神療法の経過中に、患者が治療場面内外で行動によって自己表現を行う現象のこと。精神療法上は、患者が内省することを避けて衝動を解放してしまうものであり、治療に対する抵抗と位置づけられる（※5）。

化がある〉と気づかれたんです。

杉山　ご自分のことだったのですね。

神田橋　そう、自分のこと。まずは、自分の甘えを自己認識された。そしてこれは、極めて日本的なものだと気づかれた。それで帰国してから『「甘え」の構造』を書かれたんです。

杉山　『「甘え」の構造』を読んでいると、どうも、自分の甘えを叱られているように感じるのです。でもそう感じながら、著者はそんなつもりで書いているようには思えないんです。

神田橋　土居先生は、甘えを批判しながら日本文化とかいろいろなことを考え続けられていて、そうするうち、アメリカの精神分析事典に〈ａｍａｅ[8]〉という項目が作られた。そうなった途端、土居先生の気づきはまた転換して、「甘えは、西洋文化の盲点ではないか」「西洋文化は、甘えという現象を否認[9]する。そのことが西洋文化の様々な病理を生み出しているのではないか」とひっくり返った。これが土居先生の〈甘え〉概念の変遷です。

高　私が医者になったのは一九九〇年ですが、私が勉強していた頃にはもう、土居先生は甘えを肯定的に評価されていて、大事な良いことと強調されている印象でした。

神田橋　あなたのときにはもう転換した後だったんでしょうね。ボクは変遷の流れに立ち合っていますから。土居先生は転換点（といっても何度か転換されるのですが）では、こんなことも言っておられました、「現象として見ることのできる〈甘え〉は、〈甘えの欠如態〉のサインに過ぎない。〈甘え〉として見える現象は、全部〈甘えの欠如態〉だ。満たされている甘えは、ただの〈安定〉という形になっている」。

高　ああ……。私は中井久夫[10]先生門下ですが、土居先生がアメリカで教育分析[11]を受けきることができずに帰国されたのを受けて、中井先生が「日本人には教育分析は向かないと僕は思うんだ」とおっしゃっていたのを憶えています。中井先生はご自分の弟子に教育分析を勧めることもされませんでしたし。

神田橋　そこからボクはまたひっくり返す。「会話は全部、教育分析だよ」「教育分析でない会話はないよ」って。でもいまはもうそれも言わなくて、「そのときのなりゆきよね」。そして〈なりゆき〉

8土居の観察では西欧語には「甘える」に相当する受身的な愛を表現する動詞がなく、西欧人は言語的に甘えを意識することが難しいとした。なおFreud Sが表現したナルシシズム、同一化、潜在性同性愛、ペニス羨望、去勢不安は甘え概念によって記述でき、またFerenczi Sの「受身的対象愛」、Balint Mの「一次愛」の概念は甘えと類似の心性を描き出しているとされる（※3）。

9不快、不安、恐怖などを引き起こす外的現実や自己の内的現実の存在を認知することを拒否する自我の防衛機制。Jacobson Eは苦痛な感情を引き起こす特定の葛藤に対処する「抑圧」と比較して、「否認」は外側からの刺激からも内側で起こる反応からも同時に目をそむけその葛藤にからむ内外の体験のすべてをかき消すものとした（※3）。

10一九三四年、奈良県に生まれる。京都大学医学部卒業。東大分院（神経科）、東京都下青木病院、名古屋市立大学医学部、神戸大学医学部精神神経科教授、甲南大学文学部人間科学科教授を経て、神戸大学名誉教授。著書、訳書は多数（『看護のための精神医学』中井久夫・山口直彦、医学書院、二〇〇四より）。

11訓練分析。精神分析家になるための必須の研修の一つ。治療者自身が資格のある訓練分析家に精神分析治療を受けることをいう。日本においては、日本精神分析協会において週四～五回、四五～五〇分の治療を少なくとも三～五年間受けることが義務づけられている（※3）。

ということを思うと、ボクの恩師の桜井図南男[12]先生の言われた「人には優しくしてやらなきゃね」という言葉が残るんです。

杉山　結局、平凡な言葉に戻ってくるんですね……。

高　ところで先生の診断区分について一つお聞きしておきたいのですが、〈胎児期の愛着障害〉[13]はいわゆる〈自己愛性パーソナリティ障害〉[14]で、〈育児期（ゼロ歳〜二歳）の愛着障害〉[15]はいわゆる〈境界例〉[16]という理解でいいですか？

神田橋　ええ、それでいいと思います。ボク自身はもう〈自己愛性パーソナリティ〉〈境界例〉の診断名は使っていませんが。

高　私の印象では、自己愛性パーソナリティのほうが境界例より比較的軽い病理なのかと思っていましたが——

神田橋　自己愛性パーソナリティは自対自の関係です。自他関係の中では表面化しにくいですから。だから軽いと感じるのかもしれませんね。

杉山　境界例から発達障害[17]と複雑性ＰＴＳＤ[18]を引き算すると、何かが残るのでしょうか？

神田橋　残らない、と思いますね。ボクは境界例を一所懸命治療していたときに、〈医療による心的外傷〉と〈境界例〉とは形が同じだと気づいたんです。形というか、場における本人の振る舞いと反応を見る限りでは。それでその頃から精神療法の副作用の問題、当時は医原病[19]と言われていたけど、それと境界例とは状態像の見分けはつかない――と、そんな報告をボクがすると、それに対して木村敏[20]先生がフロアから、「境界例が医原病になりやすいのであって、医

12 一九ページ注6参照。
13 四三ページ注34参照。
14 誇大的な自己イメージを抱き、自己評価について過度の関心を払うパーソナリティ。患者は、自分が特別の人間であると考え、尊大で傲慢であり、他者を操作し、過剰な賞賛を求め、理想的な成功・権力・美などの幻想に酔っているが、現実に直面すると抑うつ的になる（※5）。
15 九〇ページ参照。神田橋の定義では、発達途中に不可欠な〈愛情を向け・返される関係が生活の重要な一部になる〉時期が、欠如したり不安定であった場合には、心の傷が残る。それが〈育児期の愛着障害〉であり、欠如・不安定の時期がいつであるかによって、現われる状態像には特徴があると考えている。
16 境界性パーソナリティ障害。感情・気分・衝動などが著しく不安定で、多彩な精神症状を示す一群の患者の総称。境界例は、神経症・パーソナリティ障害・統合失調症などの重なり合う境界領域を呼んだ従来の呼び方（※5）。四七ページ注39も参照。
17 一七ページ注5参照。
18 J.L.Herman による概念。主に限局性外傷的事件の被害者をもとに作られた「外傷後ストレス障害（ＰＴＳＤ）」の診断基準・定義に対して、長期反復性外傷からの生存者が示す症候群のための名称。〈特徴的な人格変化〉、〈自己同一性と対人関係において生じる類似の問題〉、さらに〈くり返し傷害をこうむりやすいこと〉などが挙げられる（『心的外傷と回復』ジュディス・Ｌ・ハーマン、みすず書房、一九九九より）。なおＰＴＳＤについては七五ページ注69参照。
19 医師の検査、態度、言動に起因する患者の自己暗示によって引き起こされる病気が原義。ただし現在では広く診断、薬剤投与、手術などの医療行為一般によって本来の病気以外に患者に不可抗力的に発生する病的状態を指す（※5）。ここでは原義の意味。
20 一九三一年生まれ。京都大学卒業。京都大学教授を経て、現在、河合文化教育研究所主任研究員、所長。著書に『異常の構造』『時間と自己』など多数（『からだ・こころ・生命』（講談社、二〇一五）の著者略歴より）。

原病になっている人は本質的に境界例なのだ」と言われた。ボクは、ああなるほど、そういう視点もあるなと気づいた。それでその根本にあるのは何かと考えると、基底欠損[21]でしょう。

杉山　先生のおっしゃる〈胎児期の愛着障害〉と僕の考える〈発達の凸凹〉[22]は、重なり合うように思うのです。ちょっと脱線になりますけど、診察の場で〈コアラの気功〉[23]をしてもらうことがよくあるのです。僕が相手にする患者さんは子どもとか発達の凸凹のある人ですから、〈マイナス一（歳）〉から数え始めることが難しいことが多い。〈ゼロ〉から数えるのは良いんです。「〈マイナス一〉から数えてみて」と言うと「マイナス?!」と混乱される。

神田橋　ああ。その場合は、「〈マイナス一〉ってなんだかわからないでしょう。でも言葉だけ真似してくれたら良いから。もっとずっと大人になったらわかるから」と言って、リズムを付けていっしょに〈マーイナス一〉と言ってもらう。それで効果はありますよ。

杉山　そうですか。早速、試してみます。

白柳　〈ゼロの前〉とかではダメですか?

神田橋　あんまり考えさせる言葉にならないほうが良いね。

高　〈マイナス一〉と言われると私も混乱するクチです。ところで神田橋先生、以前は〈マイナス二歳〉の時期の傷も癒すことをしておられませんでした?

神田橋　ああ、〈胎児期〉を超えて〈先祖〉まで考えていた時期もありましたね。近頃は治療の役には立たないように思って、あんまりしなくなったけど。

高　愛着の発達の障害、ということも言っておられたように記憶しますが、愛着は発達するのですか？

神田橋　愛着は発達しますよ。昔からいう〈アタッチメント[24]の発達〉ですよね。

高　そうすると愛着障害にも発達障害にも、自然治癒の方向に向かう力はある、ということですか——〈治癒〉ではなく、〈発達する力がある〉といったほうがふさわしいのかもしれませんが。そして〈胎児期の愛着障害〉の場合は、その向かうべき方向が本人にはそもそもよくわからなくて、取っ掛かりがないから難しい、ということでしょうか？

神田橋　そうですね。〈胎児期の愛着障害〉がある人は、「何かが欲しい」という感じより「ひたすら虚無」という雰囲気があります。

高　何かのインタビューで、ある著名なアーティストが「成功してどんな気分ですか？」と訊かれて「成功の向こう側には何もない」と言い切っているのを読んだ記憶がありますが、虚無と

21 Balint Mがパーソナリティの障害に認められる構造的な欠損を論じる際に提唱した概念。その源は、発達初期における心的—生物学的な欲求と、理解を欠いた環境からの世話との不適合にあるとされる（※3）。
22 八九ページ注80参照。
23 子が母の背におぶさるように密着して、二人で声を揃えてマイナス一歳から子のいまの年まで数を読む技法。神田橋が考案した。詳しくは『神田橋條治の精神科診察室』（IAP出版、二〇一八）を参照。
24 強い情緒的結びつきを特定の相手に対して起こす、人間の一つの傾向。乳児と母親（あるいは特定の人）との間の信頼関係を基にした結びつき（マターナルアタッチメント）は乳児が母親に対して見つめたり、泣いたり、ほほ笑みかけるのに対し、母親が適切で一貫した応答を繰り返すという母子相互作用によって成立する。その発達は四段階あるとされ、二歳半〜三歳前後の最終段階では心のつながりを確信でき、母親と離れていても関係は持続していることがわかる段階とされる（※5）。

はそんな感じでしょうか？

神田橋　いや、「何もない」と言い切れるのが虚無なのではなくて、言い切った瞬間に充実感があるかどうか、なんです。「何もない。なぜならそれは無限の宇宙に開かれているから」という種類の「ない」もあるわけです。

杉山　仏教的な反転ですね。仏教では虚無のほうが実在、現世のほうが虚になりますから。

高　うーん……、わかるようなわからないような……。

杉山　ひとつ先生にお訊きしたかったのですが、先生は分析家として言葉を大事に扱っておられるでしょう。言葉を使って、無意識や身体に影響を与えることをずっとしてこられた。それが『精神分析ノート』[25]などを拝読していると、近年は身体のことが中心になってこられたように思えます。思えますが、それでもやっぱり、先生の治療の根幹は言葉なのでしょうか？

神田橋　ああ……。そこのところからボクは、文字言語と音声言語を二つに分けて考えるようになったんです。音声言語は鳴き声の特殊形であると考えて、身体とつながっていると考える。

杉山　そうすると、音声言語を使うことで、身体に揺さぶりをかけることができる――。

神田橋　音声言語と相性のいい文字言語でなければ、〈屹立した言語社会〉みたいなものが出来上がることになります。哲学の中にはそんなものがありますね。身体とつながっていく感じがしないようなね。理論としての内容がどうかではなくて。

杉山　このところオープンダイアローグ[26]が注目されているでしょう。それに絡めて思うのですが、以前に比べて統合失調症[27]が減っている――減っているし、軽くなっているように思うのです。であるなら、一昔前の患者さんにもオープンダイアローグの手法は有効だったんだろうか。いまの統合失調症だから、有効なのかもしれないと思ったりします。

神田橋　そうかもねぇ。……ボクは近頃オープンダイアローグ的なことをしてみようかと思ってね。してみようとボクが思ったときの方法はたいてい決まっていて、見たところいままでと同じことをしているようでいながら、どこか、オープンダイアローグ的なことを加味してみる、と。それで思っているのが、〈二人で集団療法[28]〉という仕方です。これは前から思っていた案なんだけど。

杉山　二人で集団療法……。

25神田橋條治『治療のための精神分析ノート』創元社、二〇一六。
26フィンランドのヤーコ・セイックラのグループによる対話技法。〈自己・他者・世界に単一の意味は存在しない。対話により、対話者のあいだに共有された出来事として構築される〉というバフチンの〈ダイアローグの思想〉に影響を受け、当事者と専門家が自由に互いの語りを聴くことで〈対話〉を実践する。詳しい理念・技法については『オープンダイアローグ』（ヤーコ・セイックラほか、日本評論社、二〇一六）を参照のこと。
27一二一ページ注100参照。
28ここでは集団精神療法を指す。集団精神療法は集団場面で行う精神療法のことで、狭義には患者の集団に対して一人の治療者がセッションを積み重ねていく形式を取る（※5）。神田橋は、複数の患者を一度に扱う狭義の仕方ではなく、神田橋の従来通りの診察場面において、患者の話に登場する人間を実在的に扱うことで集団風の場を作ろうという試みを言っている。

神田橋　診察の場では他の人のことが話題に出るでしょう。だからその登場人物がこの場にいることにして対話をすれば、二人でしているけどかなり集団療法的にならんかな、と思って。ダイアローグというのは対話だから。

杉山　ポリフォニー[29]として対話を行うのが大切なんですね。

高　心理系の技法にエンプティチェア[30]というのがあるでしょう。椅子を置いたりぬいぐるみを使ったりしてそれを登場人物――お父さんとかお母さんに見立てて対話するのですが、それと同じ方式を、言語だけでしようということですか？

神田橋　そうそう。オープンダイアローグの技法では、本人について話し合っている様子を本人に見せて、その後で、その話し合いについての感想や意見を本人に訊いたりするでしょう。ボクはそれはいままでにしたことがないですから、そういうことをしてみようと思っている。本人をオブザーバーにして意見を求める、という仕方。

高　神田橋先生のお考えでは統合失調症は人と接しないほうが気質的に安定している、ということでしたでしょう[31]。オープンダイアローグのような接し方が有効だといわれるのは、開かれている状態であれば、統合失調症の人の安定を脅かすことはない、ということでしょうか？

神田橋　ボクが〈自閉の利用〉[32]を考えるようになったのは、自分の接し方から気づきを得た部分も大きいんだけれど、画期的に転換したのは、統合失調症の予後調査[33]をしたことがあったんです。それによると、非常にうまく社会生活ができている人たちは、見かけ上の社会的接触は良いんだけれど、典型的に自閉していた。つまり社会的機能の部分だけで社会に接触している。

会社に勤務して家庭を支えてしているんだけど、人間関係の中に人生の喜びみたいなものは追求しない。生活の安定が第一になっている。そういう人たちが薬も飲まず、完全完解[34]の状態にあったんです。それで、非常に整った自閉の状態にあれば、完全完解でいられるんだと思った。

高　はい。

神田橋　それともう一つは、一時期ボクが患者さんにしていた説教もあったね。「どうしてあなたはみんなに見られている・噂されてるなんて思うの。あなたは路傍の石のようなもので、誰もあなたのことなんか気にしていないよ。でも、それでもそう思ってしまうのは、誰かが見てくれ

29各声部がそれぞれ平等の重要性をもち、各々の水平的な旋律線を重視しながら、相互に和声的関連をもって重ねられる音楽の形態。多旋律の同時的な絡み合いを本領とする。多声音楽。複音楽（※1）。

30ゲシュタルト療法を起源とする心理療法の技法。クライエントが自身の一側面あるいは親など人生において重要な人物が面接の中で空いた椅子に座っていると想像して情緒的な対話を行う。クライエントはその後に椅子を交換し、そうした自己の一側面や他者の役割をとる。二つの椅子技法（『APA心理学大辞典』G．R．ファンデンボス原著監修、繁桝算男ほか監訳、培風館、二〇一三より）。

31「自閉の利用」（次の注32参照）、『神田橋條治の精神科診察室』（IAP出版、二〇一八）ほか参照。

32論文「自閉の利用」は荒木富士夫氏との共著で、初出は一九七六年の「精神神経学雑誌」七八巻一号。後、『発想の航跡』（岩崎学術出版社、一九八八）に収載される。統合失調症患者の治療において、〈患者の心理的有害因子が対人関係の中にあるなら、対人関係を断ったり、薄くしたり、表面的なものにすることが心理的安定に役立つ〉との仮説を立て、患者に〈自閉〉を提案。〈実験〉〈練習〉として試みさせた。

33桜井先生をリーダーに教室の総力を挙げて過去一〇年間ほどの入院患者の追跡調査をおこなったことがありました（神田橋）。桜井先生については一九ページ注6参照。

34治療により疾患の異常所見が消失し、正常機能が回復した状態をいう。部分完解・完全完解は異常の残り方による区別（※5）。

ている・気にかけてくれていると思うほうが、なんとなく寂しくなくて良いからなの？」と一所懸命患者さんに言っていたことがあった。で、もう一つは、拒絶能力が大事なんじゃないかという気づきね。黙秘権がいちばんの基本的人権だから、何か質問されてもそれには答えない、そんなに自分のことは話さない、というふうにすれば良いんじゃないか、と。

高　はい。

神田橋　そんなふうにして〈自分の世界を作る〉ことを目指していたときに、興味深いことを聞いたんだ。患者さんから、「婦長さんがいちばん自閉している」と言われたんです。「親切で優しくて我々のことを思っていろいろしてくれるけれど、〈本当は何を考えているのか〉は全然読めない」って。それを聞いて、「じゃあ、あなたたちの目指すモデルは婦長さんだ、婦長さんのようになりたいなあと思っていきましょう」「そのための練習として、〈ボクに質問されても答えたくないことは答えない〉というのをしましょう」と。初めは〈答えない〉、それから次は〈上手にはぐらかす〉、そんなふうにしていたね。オープンダイアローグはそれと同じものだと思うんだ。

高　……先生がされると、同じものになるんでしょうね。少し話は変わりますが、統合失調症には、生活臨床[35]の人たちの言う〈能動型[36]〉と〈受動型[37]〉があるとされるでしょう。〈能動型〉の人たちは自閉ができるのでしょうか？

神田橋　〈能動型〉の人たちは、ボクはいまは発達障害だと理解しています。自閉という観点でいうと、自閉が初めから完全にできている人というのは〈胎児期の愛着障害〉です。だから〈胎児期の愛着障害〉の人のしている生き方が、統合失調症の人の〈自閉の利用〉の到達モデルです。

高　ふうん……。統合失調症の人にとっては、その状態が安定するのですか？

神田橋　ええ。〈根源的ナルシシズム[38]に目覚めよ〉です。

高　では逆に言うと、統合失調症の人は根源的ナルシシズムがなさすぎる？

神田橋　そうです。その根源的ナルシシズムをどうやって作っていくかというと、自閉しているときの状態を「ああ、健康になったね」と自他で認めていく。そうやって、自己愛性パーソナリティの真似をしていくんです。

高　真似、ですよね。私のイメージでは、統合失調症の人は、自己愛性パーソナリティになれないから統合失調症になっている、なのですが——？

神田橋　そうそう。そしてこのことが、さっき杉山先生がおっしゃった「統合失調症が減ったのでは

35 一九六〇年代に群馬大学病院精神科の分裂病再発予防計画の中で江熊要一らにより提唱された統合失調症の治療指針とその実践。社会生活場面に根差した独自の診断学と治療学を有する。能動型・受動型は、生活類型による生活特性診断による判別。なお、生活臨床の対象患者についての長期転帰研究も名高い（※3）。

36 統合失調症患者のうち、現実に挑戦し続け破綻をきたしやすい特徴を持つ型（※3）。注35も参照のこと。

37 統合失調症患者のうち、安定し適応しやすい特徴を持つ型（※3）。注35も参照のこと。

38 Freud Sが症状神経症のための精神分析から、精神病や死をも含むもっと広範な分野のそれへと進化させる際に用いた鍵概念がナルシシズム。精神分析のいたるところで使用され、語義は混乱している。小此木啓吾は「自己愛」の訳で通していたが土居健郎は甘えが満たされないとき招来する事態が〈ナルシシズム〉で、〈自己愛〉は人間がもっている健康な愛であると主張している（※3）。ここでいう根源的ナルシシズムは土居の〈自己愛〉に近い。

ないか」という話とつながってくる。つまり、ナルシシズムになれない状態でも生きていける社会になっている。人間同士の生《なま》の接触が著しく希薄な社会。与えられた自閉、のような状態。そしてオープンダイアローグは、その状態を純粋にモデル化した状態なんじゃないかと思う。おそらくオープンダイアローグのいちばんの治療的核心は、自分のことが話し合われているのを、本人は参加せずに観察しているところなんだと思う。だから〈統合失調症はなぜ軽症化したか〉、それに対するボクの答えは、〈社会が一様に自閉的になったから〉です[39]。

高　ふうん……。

白柳　……話題を変えて、トラウマ[40]記憶のことを話して良いですか？　私が長らく施術させていただいているお客さん（Aさん）ですが、ちょっと興味深いことがあったんです。当初から腰痛・肩こりといった身体の症状で整体に来られているのですが、それ以外にも〈恐怖症〉と言って良いのかどうか、跳ねるものがダメという困りごとがおありなのです。ボールをポンポン突くとか、大きい犬がゆったり走ってくるとかそういう映像をきっかけに恐怖が湧くそうです。精神的・心理的治療は受けておられません。以前このAさんのことを神田橋先生に相談させていただいたときは「フラッシュバック[41]があるのでしょう」と言われましたが、由来がわかりませんでした。

神田橋　その人は、ちょっと病的なまでに共感能力の高い人なんじゃないかと思いますが、どうですか？

白柳　ああ、そういう側面はあると思います。――ちょうど昨日も来てくださったのですが、その三週間前の施術のときに、右手の甲と、右肘に深い癒着[42]があるのが見つかっていました。施術をしていての私の手応えでは、シーソーの下にたとえば泥団子を並べて遊んでいて、急に動き出したシーソーにその手を挟まれたのじゃないか、という感じでした。それでそのイメージを伝えると、その同じ時にAさんの眼前には、ごく間近に迫ってシーソーが見えていたんですって。

神田橋　ほお。

白柳　それが三週間前の施術で、そのときのAさんは震えだすくらいフラッシュバックが起こっていました。挟まれたらしき手の甲に施術をして、それから肘の施術に取り掛かったときにまた私にイメージが湧きまして、「これはたぶん、手を挟まれたから驚いて手を引いた。そのときに生じた捻挫か亜脱臼か、肘の関節を傷めたのでしょうね」と言うと、その説明が本人の腑に

39そしてその一方で、根源的ナルシシズムの欠如への対処として〈嗜癖〉が爆発的に増えていると神田橋は理解している。

40心的外傷。個人にとって心理的に大きな打撃を与え、その影響が長く残るような体験。精神的外傷。外傷体験（※1）。

41四九ページ注43参照。

42七三ページ注68参照。

落ちて、すっと恐怖が引いたんですって。昨日来られたときにお訊きすると、跳ねるものが怖いのは相変わらずで、でも三週間前とは違って昨日の施術ではフラッシュバックは起こらなかった、とのことでした。

高　恐怖が引いた機序がわからないのですが、それは整体の効果なのですか？　それとも白柳さんの言葉が腑に落ちたから？

白柳　……整体のせいだろうと思いましたけど。でもまだ恐怖が引いただけでフラッシュバックまでは解けていなくて、私はそこを期待しているのですが、それはまだ達成できていません。

神田橋　高先生の話とは少しずれますが、白柳さんの言った「亜脱臼かな」とかいうような言葉がAさんの中で、丸ごと本人の言葉になったような気がするね。そして丸ごと本人の言葉になったことで、自分で自分の悪いところを「ああ、ここがこうなっているんだな」と納得して、状態が動き始めたのでないかと思う。

白柳　――え。意識せずに使っていましたが、〈丸ごと本人の言葉になる言い方〉は、統合失調症の人には言ってはいけない言い方でしたよね……？

神田橋　そうです。「これは亜脱臼です」と外から言われる言い方なら良いけれど、「亜脱臼だわ」みたいに言うと、どちらが言った言葉かがわかりづらいでしょう。統合失調症の人は自・他の分別がもともと危なくなりがちですから、統合失調症の人に向けてはしてはいけない言い方です。ですが、自・他の分別ができる人に対しては、かえって一過性にその言い方をして分別をなくすことで治療効果が狙えます。

白柳　では今回はセーフですか？
神田橋　うん。それがミルトン・エリクソン[43]のする覚醒暗示[44]です。
白柳　Aさんが次回来られたときに、「あなたは自分で自分に催眠をかけたんですって」と言うと納得されるものでしょうか？
神田橋　言ってみても良いよね。Aさんは、自分で自分に催眠をかける能力がもともとある人だから、だからその体験がずうっと頭の中で存続していたんでしょうから。
白柳　Aさんの恐怖は、身体の状態が良くなれば消えるものだろうと私は思っているのですが、Aさんがもしも自分でうまく催眠を入れ込めるとしたら、もっと早く消せるかもしれないのですか？
神田橋　消せるかもしれないし、人に縄跳びの指導をしたりするようになるかもしれんよね。Aさんが跳ねるものへの恐怖を引きずるのは、自分に馴染みやすい世界における外傷だったからです。だから定着した。跳ねるものが怖いというAさんの恐怖はドラマチックでしょう。それはAさんの中にリズムとか、身体で何事かを感覚するとか、そういう能力がおそらく遺伝的に備わっているから、それがとくにトラウマ記憶になったんだと思う。そしてそう考えると、ボクの大

43 一八三ページ注134参照。
44 意識が覚醒した状態において与えられる暗示のこと。催眠状態に導入する場合、この覚醒暗示から誘導を始める。催眠状態に入ってから与えられる暗示は催眠暗示と呼ばれ区別される（※5）。ミルトン・エリクソンの催眠療法では、いわゆる催眠状態には移行させず、覚醒状態のまま治療を進めることが大きな特徴の一つといえる。

好きな〈その人の症状の中に、その人の長所がある〉という理屈にも合う。

白柳　ふうん……。ではAさんはケガの多いかたなのですが、いくつもケガをしていながら、このケガだけが強烈にトラウマ記憶に結びついているのは、本人の能力と密接に結びつく種類のケガだったからですか。癒着が残っているから記憶も残っている、だけではないのですね……。

神田橋　患者さんを一所懸命診ていて、身体と心に一応分けている現象が、どっちがどっちかわからなくなる瞬間は嬉しいよな。

高　身体の傷は施術しないまま、催眠療法[45]だけで恐怖は取り除けるものですか？

神田橋　取れるかもしれないけどね。でも症状がシフトするみたいになって、何か別の症状が出てきやせんかなと思う。それでボクは〈症状を取る治療〉が嫌いになったの。そうでなくて、その症状の中から何か活かせるものを探そうと思う。けんかっ早い子が格闘家になったことで、その道をコツコツ目指すようになる、とかね。

杉山　……僕も先生、一つ悩んでいる事例があるのですが、相談させていただいて良いですか？

神田橋　どうぞ（と言いながら、いきなり〈検査〉[46]を始める。これは、杉山がこれから話題にしようとする患者についての〈杉山が脳裏に描くイメージ〉を手掛かりにした〈検査〉で、事例の詳細を聞く前から患者の状態・気質を把握しようとするものである。神田橋はスーパーヴィジョンなどに際してときどきこの手順を採る）……おそらくその人には〈胎児期の愛着障害〉があって、〈育児期の愛着障害〉はない。発達障害もない。とすると……その人の症状は、才能が豊かな人であるなら、その豊かな才能のうまい活かし方・活かされる場を本人が探している最中だと考えると良いね。

杉山　先生、あの……（苦笑）。えーと、一応どんな状態かと言いますと、多重人格[47]の人（Bさん）なんです。Bさんの中の部分人格[48]が悪口を言ってきて、睡眠を妨げたり何かをしようとすると邪魔をしたりする。僕が診る前に通っていた病院では統合失調症と診断されていましたが、僕が聞く限り、全然、統合失調症的な幻聴じゃないんです。部分人格は複数いますが〈人格〉として固定されていますし。

神田橋　腹話術のいっこく堂[49]さんを、Bさんは見たことがあるかな。一度見せてみたいな。それを

45　一三七ページ注114参照。
46　四一ページ注29参照。
47　解離性同一性障害とよばれる病態のなかの一つ。いくつかのはっきりと区別できる同一性や人格状態が交代で現れて患者の行動をコントロールしている場合をいう。一つの同一性から別の同一性に切り替わるのに必要な時間は通常数秒である（※5）。
48　多重人格において、主人格に対する別の同一性・人格状態を指す。注47参照。
49　いっこく堂は、腹話術師である「いっこく」と腹話術人形によるチーム名をさす名称。いっこくは本名玉城一石。一九六三年生まれ。ものまねタレント、舞台俳優として活動し、一九九二年からは独学で腹話術を習得し「いっこく堂」として活動開始。二体の人形を同時に操る腹話術、時間差の腹話術、唇を全く動かさない技術の高さ等で注目される（ウィキペディアおよびいっこく堂オフィシャルサイトによる）。

見たら何かBさんのヒントにならんかな。

杉山　う……ん。Bさんは減薬には拒否的で、だいぶ減らしはしたんですが、これ以上は嫌、と。

神田橋　（沈黙したまま、いろいろ考えたり〈検査〉を続けたりした後で）左の後頭葉[50]辺りに何か〈邪気〉[51]がありますよ。脳波は撮ったことがありますか？　リボトリール[52]三ミリグラムを、その〈邪気〉に向けて使いたいですね。それと抑肝散[53]を三包。人参養栄湯[54]を三包。

杉山　発達障害があるということですか？

神田橋　う……ん、ボクの感じでは、てんかんとしては捉えられない程度の小さな傷が脳にあるんじゃないか、と。手をこうして（と両掌を下向きにして身体の前に並べて出して）すると小指が開く〈第五手指徴候〉[55]が右手にあるんじゃないかと思う。そうするとごく軽い右半身マヒが疑われるから、二、三メートルの距離を目を閉じて歩いてもらうんです。まっすぐ歩けるかどうか。半身マヒがあればゆるくカーブしますから。脳に傷があってのことだとすると、それが先生に、統合失調症への違和感を覚えさせるのかもしれないね。

杉山　……ありがとうございます。脳波は早速、調べてみます。

神田橋　いまのボクの考えが間違いだとしたら、別の可能性として思うのは、身体に歪みがあって、椎骨動脈の血流不全があって、それが脳に〈邪気〉を感じさせるのかもしれない。その場合は、白柳整体だ。――そんなようにボクなら考えます。

杉山　もしそうなら、経済的には大丈夫なかたなので、大阪まで行ってもらいます。

白柳　あ、ありがとうございます。――でも〈身体に歪みがあれば椎骨動脈の血流不全が起こる〉

までは私にも納得できますが、それがそんなに明確な幻聴とかそういう症状にまで結実したりするものですか？

神田橋　ありますよ、場合によっては。場合というか、人によっては。立っているBさんをイメージすると、右足は小ゆび側に、左足は親ゆび側に体重がたくさん掛かっているように感じられる。そうすると身体が傾いでいるでしょう。それが頚椎の歪みにつながっているようだから、……左の足の中ゆびと薬ゆびに整体がしてみたいよね。……まあでもいちばん基盤にあるのは精神

---

50 大脳半球の後部。視覚中枢がある（※1）。

51 ※1によると「邪気」には〈病気などを起こす悪い気。悪気。〉の意味があるが、ここでいう〈邪気〉は神田橋独特の知覚表現で、〈〈検査〉の応用で把捉した、エネルギーのよどみ・溜まり〉のようなニュアンスを強く持つ。以下、〈邪気〉と表記する。

52 成分名〈クロナゼパム〉。製品名〈ランドセン〉〈リボトリール〉。神経系の薬。てんかん治療剤。効能は小型（運動）発作、精神運動発作、自律神経発作（『くすりの事典　二〇一九年版』成美堂出版、二〇二〇より）。

53 怒りやイライラを引き起こす「肝」の高ぶりを抑える漢方薬。もともと子どもの夜泣き、疳症（いわゆる疳の虫）に使われていた薬だが現在では大人の神経症状にもよく使われる。比較的虚弱で神経過敏、怒りっぽい、興奮しやすい、イライラする、眠れないといった症状の人に用いる（『ＮＨＫきょうの健康　漢方薬事典　改訂版』「きょうの健康」番組制作班、主婦と生活社ライフ・プラス編集部編集、主婦と生活社、二〇一六より）。

54 病後や産後の体力低下、慢性疾患による疲労倦怠感、食欲不振をはじめ、寝汗、手足の冷え、貧血、咳などの症状がある人に用いる（注53の引用文献より）。

55 骨間筋現象。錐体路障害による軽度の運動麻痺の徴候の一つで、伸展させた手指を揃えさせた時に第五手指が内転できず揃えられない状態をいう。大脳皮質運動野の病変によって起こりやすい（※5）。

発作[56]かな。てんかん[57]の。

高　それだと後頭葉でなく側頭葉[58]でないですか？

神田橋　側頭葉のように思えるけど、イメージによる〈検査〉の感じでは後頭葉みたいなんだけど。

杉山　Bさんは、話している途中にコロッと話し方が変わったりするんです。部分人格の口調に。

神田橋　やっぱり腹話術は向いていてそうだけどなあ。

高　てんかんで人格交代[59]が起こることはありますか？

神田橋　あり得ると思います。〈べてるの家〉[60]では妄想大会という催しがあるんです。いちばん奇ッ怪な妄想を発表した人には賞が出る、とかね。そうすると妄想が遊び道具みたいになって、消えることはなくても、その人の全生活に及ぼす妄想の力は弱くなる。

高　では先生の言われる腹話術も、Bさんの幻聴を遊びに変えてみたらどうか、という話ですか？

神田橋　そうです。遊びに変わった部分は加工物になって、それでも残っている部分は病気の本体です。

高　Bさんにはトラウマ体験はないのですか？

杉山　本人も家族も「ない」と言っています。

高　多重人格の人で幻聴があってトラウマがない、というのは珍しいですね。神田橋先生はその印象を受けられたから、器質性[61]の原因を考えられたのですか？

神田橋　そうね、情動が伝わってこないよね。困っている感じはもちろん受けるけれど、統合失調症の妄想・幻聴で感じるような〈訴え〉の感じがないね。

高　それは解離[62]やトラウマとも違いますか？

神田橋　解離は〈かなり成功した逃げ〉であって、昔は〈装われた無関心〉と言ったりしました。そういう雰囲気がありますね。

高　本人は困っておられるのですよね。

杉山　もちろんです。困っているから薬も減らしたがらない。副作用があるとわかっていても。

神田橋　〈抗幻覚剤〉として薬を出すからつまらないよね。どっちみち長く処方することになるから

56てんかん発作の一型で、言語、記憶、感情、認識などの高次大脳機能の障害や錯覚および複雑な幻覚などの精神症状を主徴とする。二〇〇一年の新分類で精神発作の語は削除され、相当する発作はそれぞれ言語障害発作、記憶障害発作などに細分された（※3）。

57中枢神経が反復性に異常興奮する脳の慢性疾患。てんかんとてんかん発作は厳密には異なる疾患概念で、てんかんはてんかん発作を反復する慢性の脳疾患である。てんかんの症状にはてんかん発作のほかに認知障害や精神症状がみられることも多い（※5）。

58大脳半球の側面、外側溝の下方の部分。聴覚領・聴覚性言語中枢（ウェルニッケ中枢）などがある（※1）。

59二一五ページ注47参照。

60一九八四年、北海道日高の浦河町に作られた精神障害をもつ人たちの居住施設・グループ。浦河赤十字病院の精神神経科病棟に長期間入院していた精神障害者たちが地域社会で生活していくのを助けるためにつくられた非営利団体（『クレイジー・イン・ジャパン』中村かれん、医学書院、二〇一四より）。

61症状や疾患が臓器・組織の形態的異常にもとづいて生じている状態（※1）。

62解離性障害。解決困難な葛藤に曝された場合に、その葛藤にまつわる観念や感情を、それが関与しない精神の部分から切り離すことで、通常統合されている過去の記憶、同一性と直接的感覚の統制に関する統合が、全面的あるいは部分的に破綻する状態（※5）。

といって抗精神病薬[63]の中では新しいものを出すでしょう。

杉山　前の病院から引き継いだときにはすごい量の薬が処方されていて、ずいぶん整理・減薬したのですが、Bさんお気に入りの薬があって、それは頑として減らさせない。「減らしたほうが良いけどね」とやんわり説得はしながら、一応本人の意向に従っている状態です。

神田橋　飲んでいる薬を全部並べて、「私はこれとこれとこれの三つの薬からどれかを減らしていきたいけれど、あなたに意見はありますか？　好みはありますか？」と訊いてみる。

杉山　「一剤も減らしちゃダメです！」と言われそうですね……。

神田橋　〈三つの薬のどれか〉を相談する方法は何かというと、真剣に薬を減らすのが目的なんだけど、見かけ上は遊びでしょう。そうすることで、薬を飲む・治療を受けるということの中に遊びの要素を乗っけるわけです。

杉山　……ちょっと何とかやってみます。ありがとうございます。

杉山　……あともう一つ、相談させてもらってもいいでしょうか……？

神田橋　どうぞ。

杉山　性被害の女性です（Cさん）。実母のボーイフレンドから継続的に受けておられたのですが、Cさんが攻撃的になると、実母の首を絞めたりするんです。僕は事故が起きないかを心配していまして、入院を考えたりもしているのですが……。

神田橋　Cさんに〈五本ゆびいい子〉[64]をさせたいね。ＥＭＤＲ[65]でも良いけれど。ひどいフラッシュバックがあるから。

白柳　Cさんはめちゃくちゃ怒っておられますよね。私なら首絞めるの、手伝いそうです。

高　え？

白柳　私が異業種の専門家と組んで仕事をしたときのことですが、その専門家の仕事がひどくお粗末なように私には思えたんです。仕事の一々が頭に来るけれど、相手の業界のことがわからないから、私が過剰に怒り過ぎているのか、当たり前に怒って良いところなのかが判断できない。それでその業界を知る別の知人に、「ここは怒って良いところ？」「私の要求が厚かまし過ぎる？」と訊いて、その知人に「そこは怒って良い」「それは専門家のほうが悪い」と判定してもらってから、安心して怒っていたことがありました。Cさんもその状態なんじゃないか、と。被害に遭った当時は子どもだったから、自分の親に怒って良いのか・悪いのか、自分の怒りはまっとうなのかがわからなかった。だから誰かが「良いぞ！」と言うべきなんじゃないかと思うのです。

63メジャートランキライザー。向精神薬のうち、精神病症状を治療する薬物をいう。神経弛緩（遮断）薬（※5）。
64足ゆびを順に時計と反対回りにさすることでトラウマ記憶の迫力を低下させる技法。神田橋が考案した。詳しくは『神田橋條治の精神科診察室』（ＩＡＰ出版、二〇一八）を参照。
65眼球運動による脱感作および再処理法。ＰＴＳＤに対する治療法としてShapiro Fが提唱した。治療者が患者の眼前で手指を左右に動かすのに合わせて患者が眼球を左右に動かしながら、トラウマ記憶や関連した身体感覚、自己否定的認知を想起するという技法に特徴がある（※3）。

神田橋　——ボクの連想の進め方を教えてあげようか？

高　はい！

神田橋　Cさんはお母さんの首を絞めたでしょう。そこから〈お母さんの首にかじりつく〉というのを連想する。離れたところからお母さんに物を投げたりするんでなくて、接近している。だからこの〈接近していく〉という情動の中に希望を見出して、〈コアラの気功〉をさせてみる。ボクの治療的な連想はこうやって組み立てます。

白柳　物を投げる人ならどうするのですか？

神田橋　物を投げる人なら、当たるまで投げるか、当たらないように投げるかで違うけど、大抵は、当たらないように投げることが多い。そうすると、その投げる人が男の子であったりしたら、キャッチボールを勧めてみるとか。

白柳　ああ、なるほど。

高　その場合は〈コアラの気功〉はさせないのですか？

神田橋　いや、いずれはしてもらうけど、ちょっと珍しいことをさせられている感じにはなるよね。首を絞める人であれば、首を絞める行動の中にあるポジティブな気持ちが〈コアラの気功〉で賦活される。——それからCさんはお母さんとの関係が良くないようだから、一回目はともかく〈五本ゆびいい子〉、二回目かそこらで〈コアラの気功〉をさせてみて、次回来られたら感想を訊いてみる。で、そのときふと気がついたみたいに「お母さんは年がいくつですか？　お母さんの年まで数を数えるのは時間がかかるよね。だけどまあ、やってみる？」とか言ってしてみると、お母さんの愛着障害が薄くなっていくから。それで「みんな苦労してるんだからね、お母さんもね。だからお母さんもいっしょに数えて気功をすれば良いよね」って。

白柳　それだけ関係が悪くておんぶはできるものですか？

杉山　Cさんとお母さんのおんぶは、この間やってもらいました。それと〈焼酎風呂〉[66]も勧めてみたのですが、Cさんはお風呂に入られないのですね。性被害のトラウマに絡んでいるのかもしれませんが。シャワーしか浴びられない。

神田橋　シャワーしか浴びないのならスプレーボトルを買ってきて、そこに焼酎を入れて、頭とか首とか、肩から上の部分にスプレーしてからシャワーを浴びたら、下のほうには流れますから、それで大丈夫ですよ。

高　性被害も関係するのかはしれませんが、リラックスするのが苦手な人はお風呂に浸かるのを嫌がりませんか？　ずうっと緊張している人。

神田橋　リラックスしてしまっちゃあイカン、とかね。でも入浴以外の方法でなら、リラックスできるかもしれませんよ。入浴によるリラックスは強烈ですからね。リラックスさせられてしまう・骨抜きにされてしまう感じがある。――最近作ったリラクセーションの方法（二三五ページ参照）は手軽で効果が高いと思うんだけど。

66湯船におちょこ一杯程度の焼酎を溶かして入浴する。心身を清める入浴法。神田橋が考案した。詳しくは『神田橋條治の精神科診察室』（ＩＡＰ出版、二〇一八）を参照。

高　白柳さんは先ほど、首を絞める人に〈コアラの気功〉はできないのではないかと言ってたでしょう。でも私は、首を絞める人だからこそおんぶはできるんじゃないかと思います。〈本当に怒っている〉というより、〈本当は甘えたい〉の感じ。本当に縋りつきたいのだろうな、と。だって絞めているのは性被害の加害者ではなく、お母さんの首ですから。

神田橋　むかしボクがしていたのは、首を絞める患者さんの動きに自分を重ねて、「あなたがこうやって手を絞めていくにつれて、あなたの悲しさはどんどん強くなるような気がするなあ」って。共感とかいうのを大事にしていた頃はそんなふうにしてた。でもそうすると患者さんが壊れてしまって、あとは全部こちらが引き受けなきゃならなくなる。

白柳　高先生に言われたことですが、私が言いたかったのは殺害方法がどうかではなく、〈私はむちゃくちゃに怒っている〉というCさんの怒りに対して、誰も〈それは正当な怒りだ〉と言ってないのだろうなと思ったからです。本当にむちゃくちゃ怒っている人というのは、仲直りしたいとか自分が楽になりたいよりも、まずは自分の怒りを怒り切る、――その結果、謝ってもらえば気が済むのか、具体的な事態の改善・変化が必要なのかはわかりませんが、ともかく怒り切ることとそれをまともに受け止めてもらう・受け止めさせることが決着しないことには、治療の方向には進まないのじゃないのかなと思ったんです。私は自分が怒る人ですから、余計にそう思うのかもしれませんが。

高　白柳さんの言うのは、いきなりおんぶでなくその前の作業が要る、ということですね。怒っていることを否定しない、という。

神田橋　いまあなたたちが話しているような問題は、ボクもむかし、境界例を多く扱っていた頃に考えたね。そしてそのときに出た結論は、〈悲しみからエネルギーを備給されていない怒りは、長くは続かない〉。悲しみというのはずうっと根強いから、そこからエネルギーを汲み上げている間は怒りは持続性を持っている。悲しみのエネルギーがなくなってしまえば、怒りはそんなに長くは続かない。瞬発的なものになる。

白柳　悲しみかなあ……。怒りのもとになった問題状況の解決だと思うけどなあ。

高　白柳さんの怒りとCさんの怒りは微妙に質的に違うんじゃないか、と私は言いたかったんです。神田橋先生がいまおっしゃったのは、悲しみがずっと続いている間は、怒りの発作の部分だけをとめてもまた発作は起こる、ということですか？　では大元を流れる悲しみをどうしたらいいのかというと――

神田橋　それは簡単です。「私は怒っているんでなくて悲しんでいるんだ」と向かい合えば良い。

杉山　つまり、そこにちゃんと向かい合えていないということですね……。

神田橋　ボクが実際に言ったことはないけれど、いま、こういうことを思った。「あまり幸せでなかった人が結婚するときには、〈これで新しい人生が始まる〉と思うものかなあ……思うんじゃないかしらねぇ」と、半分独り言・半分向こうに渡すような感じで言ってみる。むかしはこういう、本人が受け取ってくれるかどうかわからない言葉を、本人の手の届くところに〈置く〉という感覚で「そんなもんかなあ」という感じで言っていた。言いながら、その言葉を本人が掴むかどうか見ておく。掴まなかったら「まあそんな人もいるだろうしね」とか言って引っ込める。

掴んだと思ったら、「まあ私は他人のことだからそんなことが言えるんだよな」と言うんです。

高　それはどういうことですか？

神田橋　本人があんまり喜んだら、喜んだ分、みじめになるみたいなんだよね。そう言われて嬉しかったと思って、その後、みじめになる。だから喜びをあまりたくさんにしないようにする。これは、〈アンビバレントである間は健康だ〉という考えがあるんです。だから、「先生は他人のことだからそんなことが言ってられるんだよね」と、本人が言わない内に、こちらがそのセリフを言ってやるんです。

高　理想化させたり依存させたりすることから距離を置く感じですか？

神田橋　うん。本人があんまり動かないで済むようにね。

白柳　それは「結婚します」という人に言うのですか？　すでに結婚している人に言うのですか？

神田橋　すでに結婚してる人。

白柳　では言われた側は、自分が結婚する前に感じた期待を思い返して一瞬喜ぶけれど、変わった結果の現在《いま》を思ってみじめになる、ということですか？　ある動きが変化を呼ぶかもしれないし・呼ばないかもしれないし・呼んだ変化が必ずしも良いものとは限らない。そこのところで本人の中に揺れを作っている、ということですか？

神田橋　うん。それを理論化すると、〈本人が埋没していた体験記憶の中から〈観察する自我〉を救い出す〉。観察する能力の部分を救出する技法。そうすると次には「先生なんか、苦労せん人生だしね」「苦労せん人に苦労する人の気持ちなんかわからんでしょう」とか言うようになる。

そうすると、ずいぶん落ち着く。治療が成功している。

高　ああ。

神田橋　「先生だけがわかってくれるんですね！」「同志！」みたいになったらイカン。

白柳　――あっ！　じゃあ私が先ほどから言っている対応は、その〈同志〉対応になっているということですか！　――うーん……。ではちょっと考え直します……。

神田橋　患者さんへの対応について考えていた頃にボクが思いついた標語は〈木で鼻を括る態度の中に潜む誠実さ〉〈共感〉から〈情緒〉を引き去ってしまう〉〈「先生は冷たい」と患者さんから言われるくらいの関係で接する〉――これは患者さんが「冷たい」と言えないほど冷たくてはいけないいし、「冷たい」と言う必要がないほどあたたかくてもいけないという意味です。境界例を一所懸命考えていた頃のボクの経験論。

高　私が精神科医になった頃は、境界例を一所懸命治療する時代でして、巻き込まれて、距離感がわからなくなって苦労しました。そういった経験をしているといまの先生の教えは身に染みるし、自分なりの距離を作っていくこともわかるのですが、その経験がないまま距離だけを取っていると、「冷たい」と言うこともできない、木で鼻を括るだけで誠実に見えない態度になってしまわないか心配です。

神田橋　それではいかんね。〈木で鼻を括る態度の中に潜む誠実さ〉をうまくやるコツは、「相手の情感は何もわからない」と思って対応することです。「じゃあこの次は火曜日に来てくださいね」と言わずに「この次は火曜日に来てもらうということでいいでしょうか」と言う。

高　それは確認するということですか？

神田橋　そう。〈念を押す〉より〈確認する〉。

杉山　情緒に訴えるのではなくビジネスライクに。

高　少し話は変わりますが、治療に難航するケースには発達障害・トラウマ・双極性障害[67]を併存している場合が多いように思うのです。でも神田橋先生の公開スーパーヴィジョン[68]に参加したりすると、私には三つ揃っているように思える患者さんに対しても、先生は必ずしも三つ揃っているとはおっしゃらないことがあるのです。「発達障害はあるけどトラウマはないよ」とか。

神田橋　それは〈トラウマもあるかしれないけれど、トラウマとして取り上げるほどではない〉場合というのがあるから。トラウマとして扱っておかないと治療が組めない、というのでなければ、トラウマと言わなくてもいいでしょう。ボクがしているのは〈診断〉ではなく〈判断〉ですから。

高　それは土居先生の言われる〈見立て[69]〉と同じですか？

神田橋　そうですよ。ボクの親友の村田豊久[70]先生が言っていたけど、「〈この診断名を付けたことが、この子の残りの人生にプラスになる〉、そんな診断名を付ける。マイナスになるような診断名は付けない」。だからＡＤＨＤ[71]という診断名は付けないことが多いんだって。ＡＤＨＤという診断名を付けて、付けられる前よりその子の人生が良くなるような気がしないからＡＤＨＤ

は使わない、って。

高　それは本人に説明するときに使わない、ということですか？

神田橋　いや、そうでなくて診断名として使わない。「ふつうより落ち着きがないですね。この子が少しでも落ち着けるようにするにはどうしようか」とか。落ち着きはだんだん出てくるんだから、それまでの間どういうことをしたら良いか・どういう助言をしたら良いかを家族と考える。

白柳　その場合、診断名を付けないなら薬は出せないということですか？　であれば村田先生の中

67八九ページ注81参照。

68本来は教育者と訓練医・研修生のみの対面でおこなうスーパーヴィジョンを、聴衆に公開して行うもの。なおスーパーヴィジョンについては二三ページ注11参照。

69土居の「見立て」とは診断と治療の間に存する有機的な関連だけでなく、精神科臨床において①病歴の聴取・診察・治療は渾然一体となって同時進行すること、②患者についてわかっていること・わかっていないことの区別をつける重要性、③医師と患者の間に成立する関係の重視、④言語的コミュニケーションに対する非言語的コミュニケーションの優先までもが含まれる、広い理解・姿勢を指す（「「見立て」の問題性」（『土居健郎選集五』所収、岩波書店、二〇〇〇）より）。

70一九三五年鹿児島県生まれ。九州大学大学院医学研究科博士課程修了。医学博士。専門は児童精神医学。現在村田子どもメンタルクリニック院長。発達障害の病理と治療、子どものうつ病、自閉症、精神疾患の予後などを研究しつつ、長年子どものこころの臨床に携わる。教育と医学の会理事。著書に『自閉症』（医歯薬出版、一九八〇）、『子どものこころの病理とその治療』（九州大学出版会、一九九九）などがある（『子どものこころの不思議』（慶應義塾大学出版会、二〇〇九）の著者紹介より）。

71注意欠如・多動性障害（症）。DSM—5によると、ADHDは、機能または発達を妨げるほどの、不注意と多動性—衝動性、またそのいずれかの持続的な様式を基本的特徴とする。

に、薬を使わずに状態をなだめるための助言や技術がセットであるということですか？

神田橋　あるでしょうね。薬をまったく使わないかどうかはボクはわかりませんが。村田先生は精神科医になった当初から児童を扱うと決めていて、もう五〇年以上フォローアップしている。彼はいま八〇いくつで、子どもだった患者さんは五〇とか六〇。それでその人たちが村田先生のところに遊びに来るんだよ。で、彼は、「みんな成長している」って。

白柳　それは良いですね。……杉山先生はＡＤＨＤの診断を使われるでしょう？　薬も使われますよね？

杉山　ＡＤＨＤに対する薬の使い方は、僕自身は電動アシスト自転車みたいなものだと思っています。一〇歳前後くらいになると、行動コントロールは自力で向上してくるんです、何もしなくても。だから僕が薬を使うのは、小学校低学年時代に学力その他のハンディキャップを作らせないためで、最初から離脱を目的にした薬の出し方になります。コンサータ[72]も最少量、一八ミリグラム以上は出しませんし。

白柳　ではある時期が来れば〈ＡＤＨＤ〉という状態は自然になくなるものなのですか。

杉山　いまの子どもたちはお稽古事なんかも含めて、実はちゃんと身体を動かしていることが多い。そしてその場合、多動は時限的なもので、良くなっていくことが多いんです。不注意は残る場合があるけれど、それについても自分で、自分なりの処し方を身に付けていく子が多いから、そう心配は要らない。ではそうならない多動が何かというと、トラウマ系の多動です。愛着障害が中核にある多動の場合は、こううまくはいかない。

白柳　発達障害があっても、あるのが発達障害だけであれば〈発達を待てば良い〉と思えるとしても、愛着障害、――この場合はおそらく虐待も想定されていると思いますが、そういう背景があると、待っていても発達しないということですか？

杉山　うーん……自己修正がすごく難しくなるんだと思う。愛着障害があるとフラッシュバックが起こるでしょう。だから些細な出来事をきっかけに簡単に大事が起こってしまう。この事態は、ADHDだけでは説明できない。

高　自閉症[73]のパニックでも説明できませんか？

杉山　自閉症にはトラウマが絡んでくる場合が多くて、……そもそも知覚過敏性があることでトラウマ的になることも多いですし。でも僕の感じでは、自閉症はちょっと別だと思うんです。DSM―5ではASD（自閉スペクトラム症[74]）とADHDの併存が認められるようになって、

72成分名〈メチルフェニデート塩酸塩〉。製品名〈リタリン〉〈コンサータ〉。神経系の薬。効能はコンサータが小児期における注意欠陥／多動性障害（AD／HD）。リタリンがナルコレプシー（二一七ページ注52の文献より）。

73小児自閉症。一九四三年カナーによって報告された児童期精神障害の一つ。性差は男児にやや多く、最近では脳機能障害によると考えられつつある。症状としては①相互的な社会関係における質的異常、②コミュニケーションにおける質的異常、③行動や興味および活動性のパターンが制限され反復的・常同的であることが挙げられる。なお、②では話し言葉の発達遅延または全体的欠如などが認められる（※5）。

74DSM―5では持続する相互的な社会的コミュニケーションや対人的相互反応の障害、および限定された反復的な行動、興味、活動の様式を基本的特徴とし、これらの症状が幼児期早期から認められ、日々の活動を制限、障害するものと定義される。ただし自閉症状の重症度、発達段階、暦年齢によって障害の徴候が大きく変化するため、スペクトラムと表現される。なお定義的には従来の高機能自閉症やアスペルガー障害もここに包括される。四一ページ注26参照。

それでADHDの診断は増えたわけですが、併存を認めてみて気がついたのは、〈ASD〉と〈ADHD〉の二つのグループと考えるより、〈ASD・ADHD〉という一つのグループにしたほうがよっぽど良いんです。でも、そのグループと自閉症とはちょっと異なるように思うのです。

神田橋・高　ふうん……。

杉山　自閉症は言語障害でしょう。ですから彼らは、自分たちの特殊な認知から一般的な言語へと翻訳しています。高機能自閉症[75]であっても、そうしている。そしてそこにはタイムラグができますから、自閉症に長年接している人間はそのタイムラグの感じにぱっと気づいて、「ああ、自閉症だ」とわかる。〈ASD・ADHD〉はスペクトラムですから、〈正常〉との間に移行がありあます。それに対して〈自閉症〉の体験はちょっと切れているように思います。

神田橋　ふう……ん。

高　最後にお聞きしたいのですが、仕事をしてくたびれた自分を回復させるための工夫があれば教えていただきたいのですが。

神田橋　うーん……自分が子ども時代にしていたことをする、だね。退行[76]。

高　退行……。〈自我に奉仕する退行〉[77]という言葉がありますが、あれはどういうことでしょうか？

神田橋　〈隠れていた資質を発掘するような退行〉、とでも言えば良いかなあ。お祭りで太鼓を叩くことになって、叩いてみたら楽しかった昔に気がついた、とか。自分がたどってきた線上を戻っていくような退行が良いですね。

白柳　戻らない退行もあるのですか？　戻るのが退行でしょう？

神田橋　我々精神科では〈生物としてプリミティブな状態に戻ること〉も退行といいますから。たとえば精神病の状態とか。だからそこから連想すると、子育てをするときには、子どもがやがて退行するときのために〈退行するための場所〉をいろいろ作っておくような子育てをすると良いよね。潮干狩りとか山とか博物館とか。そういう場所を作っておくと、大人になってからくじけたときに、そこに戻ることができるから。

白柳　じゃあ私が以前、とある昆虫博で見たような子育てはまずいということですね。子どもが展示を見ようとしたら、お母さんが「写真撮るからこっち向いて」。子どもはちっとも展示が見

75アスペルガー症候群。「発達障害」の一つである広汎性発達障害に分類される。「自閉性障害（自閉症）」と本症候群が大きく異なるのは言語発達で、本症候群は二歳までに単語、三歳までに語句を用いてコミュニケーションする。しかし自閉症同様、対人的相互反応の障害があり、目線や身振りなどの非言語的行動に乏しい（※5）。四一ページ注26も参照。
76困難な状況や情緒的混乱に立ち至ったときに、行動が発達上の初期の状態に戻ること（※1）。
77 Kris E（一九五二）による概念。芸術家の創作活動や、遊び、ユーモア、性生活などには健康で適応的な退行が起こると主張した（※3）。

れずにひたすら写真ばっかり撮られてました。

神田橋　ああ、そりゃあイカンね。経験は、五感[78]と運動が同時に機能していることが豊かで、そうでなければ貧しいんだろうと思う。いっぱいお金をもらって物を買っても、経験の種類が少ないと、その意味では貧しい。豊かな経験の記憶は、ふつうは忘れているんだと思うの。それが、退行すると思い出す。そしてそのとき一緒に当時の関係体験も再燃するわけだけど、再燃するためには経験しておく必要がある。ここでいう関係体験は、甘えとかそういうことだけど。

高　はい。

神田橋　そして本人が自ら意図しておこなったことは〈私のおこない〉でしょう。そういうのが退行の材料としてはいちばん良い。ただぶん殴られただけならこれは意図してしたことではないから、そこに退行したって腹が立つだけだ。それが友達と企てた悪戯が見つかってぶん殴られた場合は、悪ガキ時代の思い出になって、そこに退行すると懐かしさがある。だから自分が意図して、意欲的におこなった経験をたくさん脳の中に情報として蓄積していくことが、良い退行のための基盤になるんだとボクは思う。

白柳　そのためには、親としては、なるべく子どもにそういう経験のできる機会を多く与えておくと良いよ、ということですね。

78目・耳・舌・鼻・皮膚を通して生じる五つの感覚。視覚・聴覚・味覚・嗅覚・触覚。また、人間の感覚の総称としてもいう（※1）。

易しいリラクセーション法

神田橋條治

誰でもすぐに上達する「リラクセーション」法を作りました。引力のイメージを使います。まず直立して、自分の身体の細胞、筋肉だけでなく、皮膚も骨も内臓も脳細胞もそれを構成するすべての細胞が引力で地球に引っ張られているとイメージします。これは事実です。チョットジャンプしてみてください。ジャンプは自分の筋力で行っているのですから、ジャンプしている際にも全細胞が引力によって下方へ引っ張られているイメージが保持されるならリラクセーション完成です。ゆっくりと動作をしながら身体の内部を観察していると、チョットした動作も、微かな全身運動であることが分かります。

次に自分を取り囲んでいる大気も含めてすべての分子が地球の引力で引っ張られているとイメージします。これをしてみると、さらに心身がリラックスします。殊に皮膚と内臓が、緩みかつ下方に引かれている感触になります。全身の血流が良くなります。心のリラクセーションも生じます。

おわりに

歳を重ね、治療が自分の人生だと諦観するにつれて、動物や植物と共有している（と想定する）現実だけが自分のフィールドであると、まあ素朴実在論の位置に立つようになりました。それ以外のフィールドは人間だけが享受する豊かな世界（文化）であり、自在に飛び回れる楽しい遊びのフィールドであると感じるようになっています。遊びの世界は、健康な人の贅沢であったり、健康な現実生活を諦めた人の代替品であったりします。代替品は本質として個人の完結した自閉世界です。〈かのような〉対話、もしくは閉鎖社会での疑似対話しか成り立ちません。治療は結果が出ていくらの世界ですから、論理的整合性はまあ置いておくことになります。それどころか、経験上は、論理的整合性を追求したとたんに結果が出なくなる傾向があります。〈行き当たりばったり〉が治療職人の心得だと確信するようになりました。

治療は他者の（あるいは自分自身の）困りごとからの解放を目指しますので、技法（how to）を必要とします。how to は〈行い〉ですから、その伝達には〈見よう見まね〉が必須です。「つべこべ言う奴はものにならん」「会得せよ」です。それは〈いのち〉の世界、動物と共有している世界です。だけどhow toを行っているとき、感触や振り返りや意図が無いわけではありません。〈行き当たりばったり〉だって言葉です。ただし、治療現場に身を置き続けている間は脳裏を行き交うコトバと〈行い〉との違和を日々感じています。

世間一般の対話では、各人それぞれの脳裏に保持するコトバの相互違和を質すための共通体験（体での経験）が乏しいので、対話の一致・不一致を測ることが困難です。ボクは密かに「哲学は言語文化の国境を超え得ない」のではないかと思っています。ボクがhow to本しか書かなくなった主因です。

治療職人同士の対話では、「苦しい・楽」「痛い・痛くない」「動ける・動けない」などの共通体験には文化間の差異が、あるにしても些少であるせいで、虚しさの少ない対話になると思います。白柳直子さん、高宜良先生、杉山登志郎先生、それぞれ治療職人である方々との対話が本となりました。読む人を対話の現場そして治療の現場の雰囲気へ誘い込むような文字群となっています。ひとえに、白柳さんの熱意と文章技術のたまものです。ありがとうございます。

令和二年夏

神田橋條治

引用・参照文献

※1『大辞林』初版、松村明編、三省堂、一九八八。第三版は、二〇〇六。
※2『心理学辞典』中島義明ほか編、有斐閣、一九九九
※3『現代精神医学事典』加藤敏ほか編、弘文堂、二〇一一
※4『漢方医語辞典』復刻版、西山英雄編著、創元社、一九七五
※5『医学書院　医学大辞典』第二版、伊藤正男ほか編、医学書院、二〇〇九。初版は二〇〇三。
・『DSM—5　精神疾患の診断・統計マニュアル』日本精神神経学会（日本語版用語監修）、高橋三郎ほか監訳、医学書院、二〇一四

神田橋　條治（かんだばし　じょうじ）
一九三七年、鹿児島県生まれ。一九六一年に九州大学医学部卒業。一九八四年まで同大学医学部精神神経科。一九七一年〜七二年、モーズレイ病院ならびにタビストックに留学。現在、鹿児島市・伊敷病院に非常勤で勤めるかたわら後輩の育成と指導につとめる。著書、共著、訳書多数。

白柳　直子（しろやなぎ　なおこ）
一九七六年、大阪府生まれ。二〇〇三年、日本カイロプラクティックドクター専門学院大阪校を卒業。大阪府堺市・のぞみ整体院で整体に従事している。

座談会

杉山　登志郎（すぎやま　としろう）
一九五一年、静岡市生まれ。久留米大学医学部卒業。専門は児童青年期精神医学。名古屋大学医学部精神科、愛知県心身障害者コロニー中央病院精神科医長、静岡大学教育学部教授、あいち小児保健医療総合センター保健センター長などを経て、二〇一六年浜松医科大学児童青年期精神医学講座特任教授を定年退官。現在は同講座の客員教授と、二〇一七年からは福井大学子どものこころの発達研究センターの客員教授を兼務。著書、共著多数。

高　宜良（こう　ういりゃん）
一九六五年、大阪市生まれ。一九九〇年、神戸大学医学部卒業。一九九七年、神戸大学大学院医学研究科修了、医学博士。現在、兵庫県精神保健福祉センター参事兼兵庫県立知的障害者更生相談所参事。

心と身体といのちのこと

2020年 9月 1日　初版第1刷発行
2021年12月25日　　第2刷発行

著　者　神田橋 條治
　　　　白柳 直子
発行者　関谷 一雄
発行所　ＩＡＰ出版
　　　　〒531-0074　大阪市北区本庄東2丁目13番21号
　　　　TEL：06（6485）2406　FAX：06（6371）2303
印刷所　有限会社 扶桑印刷社

ISBN 978-4-908863-07-3